U0640193

图解 **对症按摩**
良方

王彤 编著

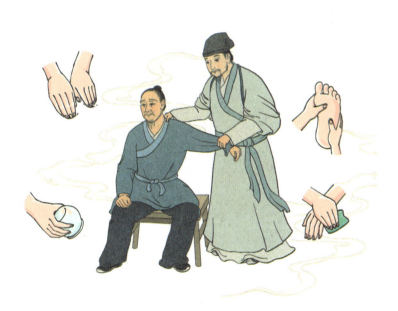

电子工业出版社
Publishing House of Electronics Industry
北京·BEIJING

图书在版编目（CIP）数据

图解对症按摩良方 / 王彤编著. -- 北京 ： 电子工

业出版社，2025. 3. -- ISBN 978-7-121-49487-1

Ⅰ. R244.1-64

中国国家版本馆CIP数据核字第2025YA0651号

责任编辑：张艺凡

印　　刷：天津画中画印刷有限公司

装　　订：天津画中画印刷有限公司

出版发行：电子工业出版社

　　　　　北京市海淀区万寿路173信箱　　　邮编：100036

开　　本：720×1000　　1/16　　印张：10　　字数：237千字

版　　次：2025年3月第1版

印　　次：2025年3月第1次印刷

定　　价：49.80元

凡所购买电子工业出版社图书有缺损问题，请向购买书店调换。若书店售缺，请与本社发行部联系，联系及邮购电话：（010）88254888，88258888。

质量投诉请发邮件至 zlts@phei.com.cn，盗版侵权举报请发邮件至 dbqq@phei.com.cn。

本书咨询联系方式：（010）68161512，meidipub@phei.com.cn。

目录

第二章　居家按摩入门

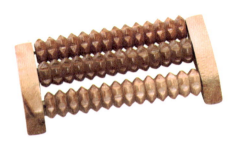

IV

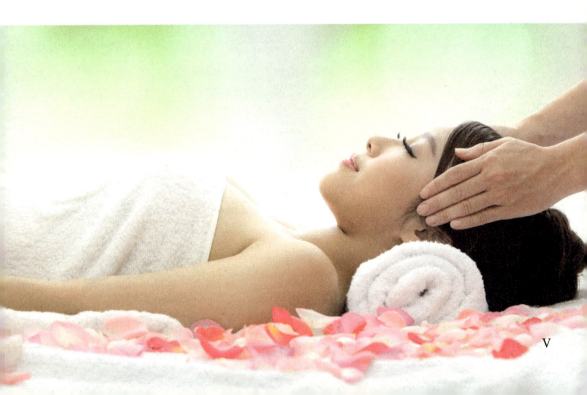

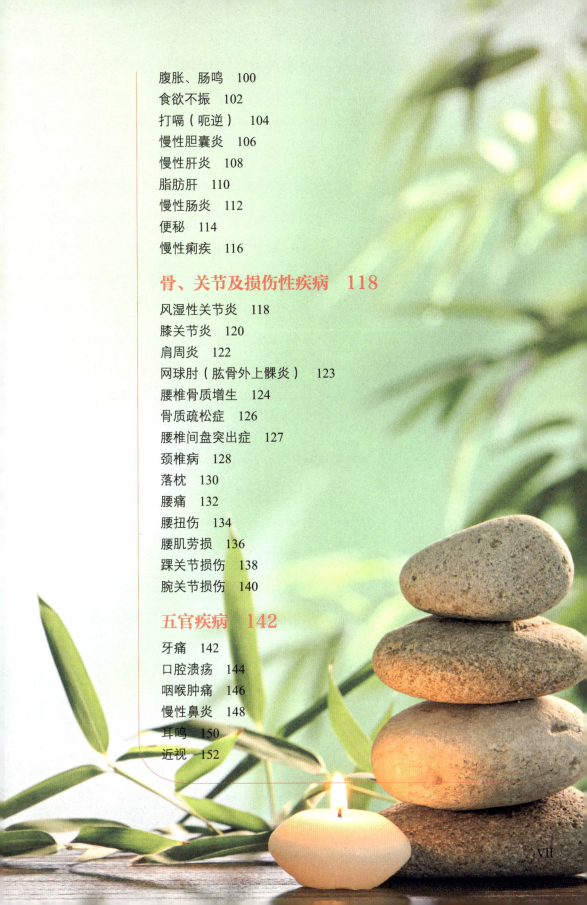

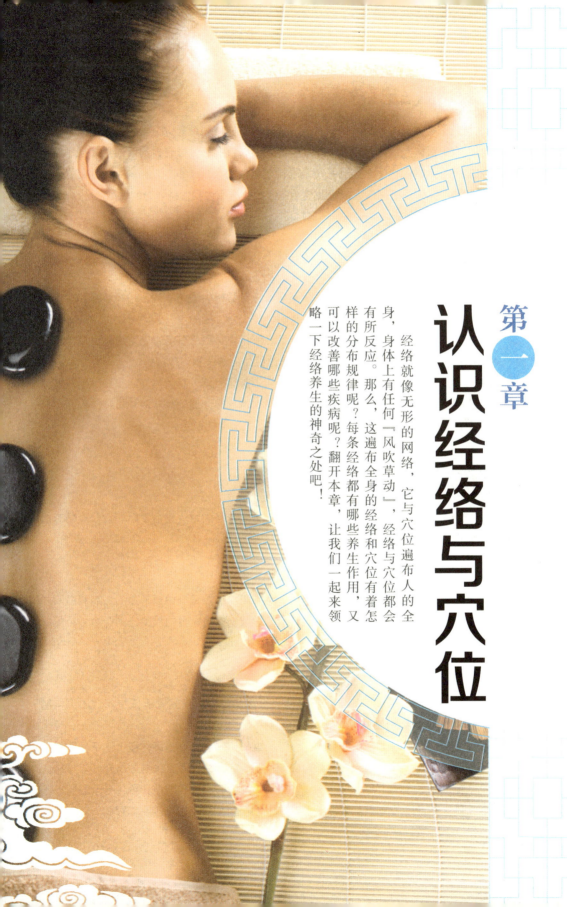

第一章

认识经络与穴位

经络就像无形的网络，它与穴位遍布人的全身，身体上有任何『风吹草动』，经络与穴位都会有所反应。那么，这遍布全身的经络和穴位有着怎样的分布规律呢？每条经络都有哪些养生作用，又可以改善哪些疾病呢？翻开本章，让我们一起来领略一下经络养生的神奇之处吧！

认识经络

经络将我们身体里的五脏六腑联系成一个有机整体，如果能保证全身气血充盈，就能抗御病邪、保护机体。经络已成为保卫人类健康、对抗疾病的强有力的武器。如果了解了人体经络的循行走向，掌握一些运用经络改善不适症状的原理和方法，就可以为自己、为家人有针对性地实施经络疗法，缓解各种不适症状，从而达到治病强身的目的。

经络的概念

2000多年来，经络学说一直是中医学指导临床，分析生理与病理，进行诊断和治疗的主要依据。《灵枢·经别》在论述经络时指出："夫十二经脉者，人之所以生，病之所以成，人之所以治，病之所以起，学之所始，工之所止也。粗之所易，上之所难也。"意思是，经络能反映人体生理功能和病理变化，通过经络能诊断和治疗疾病。

经络并不是简单的体表路线。它能沟通内外，贯通上下，将人体的组织和脏器联系成一个有机整体，并借以运行气血，营养全身，使人体各部分的功能与活动保持协调和相对平衡。可以说，经络是一个"内属于脏腑，外络于肢节"的系统。

经络的作用

经络系统密切联系全身的组织和脏器，在分析生理与病理、进行诊断和治疗疾病方面都有着十分重要的作用。

ᴄ 运行气血，营养全身

气血是维持人体生命活动的物质基础，全身各组织脏器只有得到气血的滋养和濡润才能完成正常的生理功能。经络是人体气血运行的通道，能将营养物质输送到全身各组织脏器中，使脏腑得以滋养，筋骨得以濡润，关节得以通利。

ᴄ 联系脏腑，沟通内外

人体的五脏六腑、四肢百骸、五官九窍、皮肉筋骨等组织器官能保持相对协调与统一，完成正常的生理活动，主要靠经络的联络沟通。

经络中的经脉、络脉、经别、奇经八脉等，纵横交错，入里出表，通上达下，联系人体各脏腑组织；经筋、皮部联系肢体筋肉皮肤；浮络和孙络联系人体各细微部分。这样，经络就将人体联系成了一个有机整体。体表感受到的病邪和各种刺激，可传导于脏腑；脏腑的生理功能失常，也可反映于体表，这些都是经络联络沟通作用的具体表现。

经络的组成

经络系统是一个包容了经脉、络脉，以及与之相关的组成部分的大家族。其中，经脉包括我们常说的十二正经（十二经脉）、奇经八脉，以及与十二正经密切关联的十二经别；络脉又被称为十五络脉，有别络、浮络、孙络之分。

❧ 认识十二正经

十二正经应用较多，按阴阳可分为相对应的四类。

◎ **手三阴经**：手太阴肺经、手厥阴心包经、手少阴心经，分别由胸沿上肢内侧走向手。

◎ **手三阳经**：手阳明大肠经、手少阳三焦经、手太阳小肠经，分别由手沿上肢外侧走向头。

◎ **足三阳经**：足阳明胃经、足少阳胆经、足太阳膀胱经，分别由头部沿躯干、下肢外侧和后侧走向足。

◎ **足三阴经**：足太阴脾经、足厥阴肝经、足少阴肾经，分别由足沿下肢内侧走向胸腹。

可见，手三阴经由胸到手，手三阳经由手到头，足三阳经由头到足，足三阴经由足到胸腹，如此连贯全身各部，构成一个循环无端的整体。

六条阳经分布于头面、躯干和四肢的外侧，手三阳经在上肢外侧，足三阳经在下肢外侧，手三阳经和足三阳经在四肢的排列是阳明在前、少阳在中、太阳在后。六条阴经分布于胸腹和四肢内侧，手三阴经在上肢内侧，其排列是太阴在前、厥阴在中、少阴在后；足三阴经在下肢内侧，其排列在内踝上8寸以上是太阴在前、厥阴在中、少阴在后，但在内踝上8寸以下是厥阴在前、太阴在中、少阴在后。

十二正经分布

十二正经		外部	内部
手三阴经	手太阴肺经	上肢内侧前缘	属肺，络大肠
	手厥阴心包经	上肢内侧中间	属心包，络三焦
	手少阴心经	上肢内侧后缘	属心，络小肠
手三阳经	手阳明大肠经	上肢外侧前缘	属大肠，络肺
	手少阳三焦经	上肢外侧中间	属三焦，络心包
	手太阳小肠经	上肢外侧后缘	属小肠，络心

十二正经		外部	内部
足三阳经	足阳明胃经	头面、胸腹第二侧线及下肢外侧前缘	属胃，络脾
	足少阳胆经	下肢外侧中间	属胆，络肝
	足太阳膀胱经	腰背第一、二侧线及下肢外侧后缘	属膀胱，络肾
足三阴经	足太阴脾经	胸腹任脉旁开第二侧线及下肢内侧前缘	属脾，络胃
	足厥阴肝经	下肢内侧中间	属肝，络胆
	足少阴肾经	胸腹第一侧线及下肢内侧后缘	属肾，络膀胱

ᥫ 认识奇经八脉

奇经八脉分布及功能

名称	分布情况	功能
任脉	人体前正中线	总揽全身阴经经气
督脉	人体后正中线	总揽全身阳经经气
带脉	环腰一周，状如束带	约束纵行躯干的多条经脉
冲脉	腹部第一侧线	滋养十二正经气血
阴维脉	小腿内侧，上行于咽喉	调节全身阴经之气
阳维脉	足跟部，上行于颈项	调节全身阳经之气
阴跷脉	足跟内侧，上行至目内眦	交通一身阴阳之气，调节肢体运动，掌管眼睑开合
阳跷脉	足跟外侧，上行至目内眦	交通一身阴阳之气，调节肢体运动，掌管眼睑开合

奇经八脉与周身的所有经络联络，因此，只要奇经八脉疏通，全身的气血就会更通畅，精力也会越来越充沛。疏通奇经八脉的过程其实就是强身健体、养生保健的过程。近年来，很多人开始探寻有关奇经八脉的养生之道。

任督二脉是奇经八脉中最重要的两条经脉，介于水与火、阴与阳之间，对于调节它们的平衡关系有着举足轻重的作用。因此，利用奇经八脉养生的最好方法就是打通任督二脉，从而更好地强身健体和休养生息。比如太极拳运动，讲究"用意不用力"，所有的动作需要在缓慢运动中细细体现，而缓慢且漫长的运动逐步使腹部内气饱满。

督脉由人体后正中线上行至头面，有"阳脉之海"之称。在头部，有许多重要的穴位都属于督脉，如百会穴。古有言："千遍梳头发不白。"梳头是一种非常简单的养生方法，可起到积极的按摩保健作用，因此传统医学将梳头作为养生保健的一个重要手段。

奇经八脉与十二正经的联系

奇经八脉与十二正经有着密切的关系。人体的经络系统就像地表的江河湖海。十二正经犹如大江大河，是主要河流，而奇经八脉就像大江大河边上的湖泊、沼泽或人工水库。当大江大河正值丰水期时，水流到周边的湖泊、沼泽或人工水库，湖泊、沼泽或人工水库把多余的水储存起来；而当大江大河处于枯水期时，湖泊、沼泽或人工水库又将储存的水资源贡献出来，灌溉五脏六腑，使之一直处于濡养状态。

由此可见，奇经八脉的循行错综于十二正经之间，与十二正经在人体多处交会，沟通了十二正经，并将部位相近、功能相似的经脉联系起来，因而奇经八脉有涵蓄十二正经气血和调节十二正经盛衰的作用，可起到统摄有关经脉气血、协调阴阳的作用。

国医小常识
经络的体表循行规律

在古代，人们靠种地养活自己，劳作的姿势是"面朝黄土背朝天"。太阳高高地挂在天上，劳作时，头、背、腰是接受阳光比较多的地方，肤色比较黑，按阴阳划分，其自然属阳；而脸、胸、腹对着土地，接受阳光比较少，肤色比较白，属阴。

我们在明白这个道理之后，就能理解人体经脉为什么这样分布了：但凡属阳的经脉，大多分布在背部、外侧——皮肤较黑的地方；而属阴的经脉则大多分布在胸腹部、四肢内侧——皮肤较白的地方。但是也有例外情况：足阳明胃经分布于属阴的胸腹部。

🌊 认识穴位

穴位的概念

就人体来说，穴位就是经气在经络中循行时经过的空隙、洞穴在体表的反应点。也就是说，穴位是人体的经络气血会合、输注、渗灌的部位，是体表与内部组织器官密切联系、互相交通的特殊部位。

穴位主要分布在经脉上，从属于经，通过经脉向内连属脏腑，人体的生命运动最精华之气——"神气"在穴位这一部位游行出入，既向外出，又向内入。穴位因此就具备了抵御疾病（出）、反映病痛（出）、传入疾病（入）、感受刺激（出/入）、传入信息（入）等多种养生功能。

穴位具有把人体脏腑经络的气血输注到体表特定部位的作用，是内在疾病在体表的反应点，也是按摩疗法的刺激部位。

常用的穴位

人体的穴位很多，在通常情况下，我们把穴位分成三类：十四经穴、经外奇穴及阿是穴。

🌀 十四经穴

十四经穴，简称"经穴"，是分布在十二正经及任督二脉（合称"十四经脉"）上的穴位，共有362个，是穴位中最主要的部分。

《黄帝内经》多处提到"三百六十五穴"，但实际其载有穴位名的约有"一百六十穴"；明代《针灸大成》载有"三百五十九穴"，至清代《针灸逢源》，经穴总数才达361个。

2021年发布的中华人民共和国国家标准《经穴名称与定位》（GB/T 12346—2021），将经穴总数定为362个。

十四经穴有单穴和双穴之分，有固定的经脉、名称和位置。同一条经脉上的穴位均有治疗本经疾病的作用。其中十二正经穴位均为左右对称的一名双穴；而任脉和督脉上的穴位分布于前后正中线上，一名一穴，为单穴。

🌀 经外奇穴

刺激有些穴位对治疗某些疾病确有疗效，这些穴位也有固定的名称和位置，但因未被归纳入十四经穴系统的穴位里面，而被称为十四经穴以外有奇效的穴位，简称"经外奇穴"。

这些穴位的治疗病症比较单一、特殊，如小腿上可用于治疗急性单纯性阑尾炎的阑尾穴等。有的经外奇穴并不是指一个穴位，而是指多个穴位的组合，如十宣穴、八邪穴、四缝穴、华佗夹脊穴等。

阿是穴

阿是穴，亦称"压痛穴"，通常是指该处既不是十四经穴，也不是经外奇穴。这些穴位既没有固定名称，也没有固定位置，是根据压痛点或其他反应点而定的。阿是穴多在病变部位附近，也有的在距离病变部位较远处。因其没有固定位置，故《扁鹊神应针灸玉龙经》将其称为"不定穴"。

阿是穴这一名称源于唐代孙思邈所著的《千金要方》一书："有阿是之法，言人有病痛，即令捏其上，若里当其处，不问孔穴，即得便快或痛处，即云'阿是'。灸刺皆验，故曰阿是穴也。"所谓"快或痛"，即敏感反应的意思。可见，阿是穴也就是现代所说的压痛点。当按压某一局部时患者反应敏感，随之出现疼痛、酸胀，发出"啊"的声音，那么，"啊"处即刺激的穴位，故被称为阿是穴。

特定穴

在十四经穴中有许多具有特殊作用的穴位，即特定穴。人们根据分布和作用的不同，将其分为五输穴、原穴、络穴、郄穴、背俞穴、募穴、交会穴、八会穴、下合穴和八脉交会穴等。

五输穴

十二正经在肘、膝关节以下各有五种特殊的穴位，从四肢末端向肘、膝关节分别为井穴、荥穴、输穴、经穴、合穴，这五种穴位被称为"五输穴"。

国医小常识
五输穴的命名规律

经脉就像大江大河，气血通过经脉流淌在我们的体内，灌溉着身体的五脏六腑、形体官窍。五输穴更形象地指出了这些大江大河在哪里发源，在哪里汇聚，即"所出为井，所溜为荥，所注为输，所行为经，所入为合"。经脉的发源地在"井"，"脉气由此而出，如井泉之发，其气正深也"；脉气顺势向下急流，"急流曰溜"，被称为荥，"脉气出于井而溜于荥，其气尚微也"；数条小溪流慢慢地汇聚—灌注—汇聚，脉气越来越大（所注为输，所行为经）；最后汇聚成大江大河，深入体内。

◎ 井穴。井穴寓意地下泉水初出，微小而浅。井穴是经气始出之处，均位于指（趾）端，用以形容四肢各经的末端穴。井穴是常用的急救要穴，对神志病和心下痞满有很好的改善作用，多用于昏迷、厥证的急救。

◎ 荥穴。荥，指小水成流。荥穴是经气稍盛的部位，如水之微流，主要用于清泄各经热证——阳经主外热，阴经主内热。

◎ 输穴。输，指水流渐大可输送、灌注。输穴是经气渐盛的部位，如水灌注。阳经输穴可改善各经痛证及循经远道病症；阴经输穴即各经原穴，可以缓解各种风痛，并反映所属脏器的病症。

◎ 经穴。经，指水流行经较直、较长。经穴是经气正盛时运行经过的部位，主要用于循经远道，作为配穴，用于治疗寒热、喘咳等病症。

◎ 合穴。合，指水流汇合入深。合穴是经气充盛的部位，如水流汇入。阴经合穴用于治疗肠胃等六腑病症，足三阳经合穴主要用于治疗腑病，手三阳经合穴多用于治疗外经病症。

原穴

原穴是脏腑的元气经过和留止的部位。十二正经在腕关节、踝关节附近各有一个原穴，故名"十二原穴"。在六阳经上，原穴单独存在，排列在输穴之后；六阴经则以输代原。原穴在临床上主要用于脏腑疾病的诊断和治疗。

在具体应用时，常用的配伍方法有脏、腑原穴相配，原、络相配，原、输相配，原、合相配等。

络穴

络脉在由经脉分出的部位各有一个穴位，被称为"络穴"。络穴由十二正经分出，遍布周身，联络阴、阳两经，使阴经与阳经之间表里相通。十二正经的络穴皆位于四肢的肘关节、膝关节以下，加之任脉络穴鸠尾穴位于腹部，督脉络穴长强穴位于尾骶部，脾之大络大包穴位于胸胁部，共十五穴，故被称为"十五络穴"。

由于十二正经的络脉分别走向互为表里的经脉，故络穴可改善表里两经的病症，如足太阴络"入络肠胃"，手少阴络"入于心中"。这种联系不仅表明该络脉与内脏在生理功能上的联系，而且直接表明了该络穴的功效所及。

郄穴

郄，是间隙的意思。郄穴指经气在深部聚集的部位。十二正经在四肢各有一个郄穴，奇经八脉中的阴维脉、阳维脉、阴跷脉、阳跷脉也各有一个郄穴，合称"十六郄穴"。郄穴可缓解本经循行部位及其所属脏腑的急性病症。

背俞穴、募穴

背俞穴、募穴是五脏六腑之气聚集、输注于胸背部的特定穴。背俞穴指脏腑之气输注于背部的相应穴位。背俞穴都位于脊柱两侧，多与脏腑相近。募穴指脏腑之气聚于胸腹部的穴位。募穴的位置多与其相关脏腑所在位置相近。背俞穴、募穴局部出现的各种异常反应，如有压痛感、结节、凹陷、出血点、丘疹、电阻变化等，常被用来诊察脏腑病症。

交会穴

两条或两条以上经脉交会通过的穴位被称为交会穴。交会穴大多数分布在头面、躯干，可用来缓解本经及与之相联系经脉上的病症。

八会穴

八会穴是指脏会穴、腑会穴、气会穴、血会穴、筋会穴、脉会穴、骨会穴、髓会穴。八会穴与其所属的八种脏器组织的生理功能关系密切。临床应用一般各以其所会取治。八会穴可用来治疗某些热病，特别是由脏腑、经脉、气血、骨髓病变而产生的内热。

下合穴

下合穴是六腑之气下合于足三阳经的六个穴位，是缓解六腑病症的主要穴位。比如，足三里穴可用来缓解胃脘痛，下巨虚穴可用来缓解泄泻，上巨虚穴可用来缓解肠痈、痢疾，阳陵泉穴可用来缓解胆囊炎，委阳穴、委中穴可用来缓解三焦气化失常而引起的癃闭、遗尿等。

八脉交会穴

八脉交会穴是奇经八脉与十二正经经气相通的八个特定穴，即公孙穴、内关穴、后溪穴、申脉穴、足临泣穴、外关穴、列缺穴、照海穴。

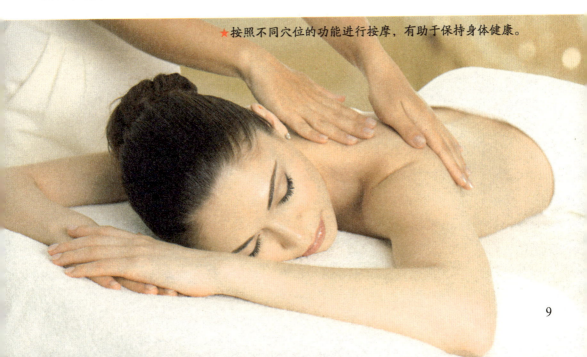

★按照不同穴位的功能进行按摩，有助于保持身体健康。

穴位的养生健体作用

◎ **预防作用。**穴位输注气血向内传入的特性是穴位能够缓解病痛的基础。在对穴位施以各种按摩手法时，各种刺激能通过穴位、经脉传入体内，从而激发人体的正气，平衡阴阳，达到预防和治疗疾病的目的。

◎ **双向调节作用。**双向调节作用是指刺激穴位后，由于机体所处的功能状态不同，从而起到不同的调节作用。比如，刺激天枢穴，既能止泻，又能通便。穴位的这种双向调节作用与机体的功能状态和刺激手法有一定的关系。

◎ **特殊作用。**穴位还有其特殊的治疗作用，如八会穴可以改善脏、腑、气、血、筋、脉、骨、髓的病症。

◎ **近治作用。**刺激穴位能改善穴位所在位置及邻近组织器官的病症。例如，偏头痛可取悬颅、颔厌；气闭耳聋可取听会、翳风；上肢病痛可取肩髎、曲池、合谷；下肢病痛可取环跳、委中等。也就是说，应用经穴诊疗局部体表或邻近内脏疾患，往往可以不受经脉循行线路的制约，而体现出横向的、阶段性的局部治疗规律。

◎ **远治作用。**在十四经穴中，尤其是十二正经在肘、膝关节以下的穴位，不仅可用于改善局部病症，而且可用于改善本经循行所涉及的远处部位的组织、器官的病症，甚至具有改善全身病症的作用。比如，足三里穴既能改善下肢的病症，又能改善上腹部的胃肠病症。

人体经络及穴位图示

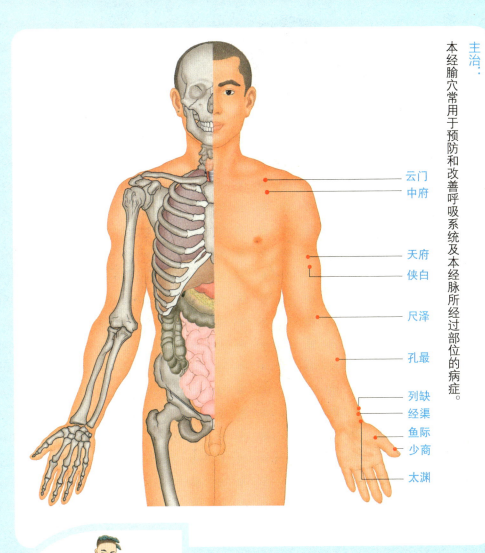

手太阴肺经

SHOU TAI YIN FEI JING

主治：

本经腧穴常用于预防和改善呼吸系统及本经脉所经过部位的病症。

云门
中府

天府
侠白

尺泽

孔最

列缺
经渠
鱼际
少商
太渊

穴位数量	22个
经络走向	起于胸部的中府，经臂内侧，止于拇指的少商
穴位分布	分布于胸部、臂内侧及掌面桡侧

11

手阳明大肠经

SHOU YANG MING DA CHANG JING

主治：本经腧穴常用于预防和改善呼吸系统、消化系统、五官科、皮肤科疾病，以及本经脉所经过部位的病症。

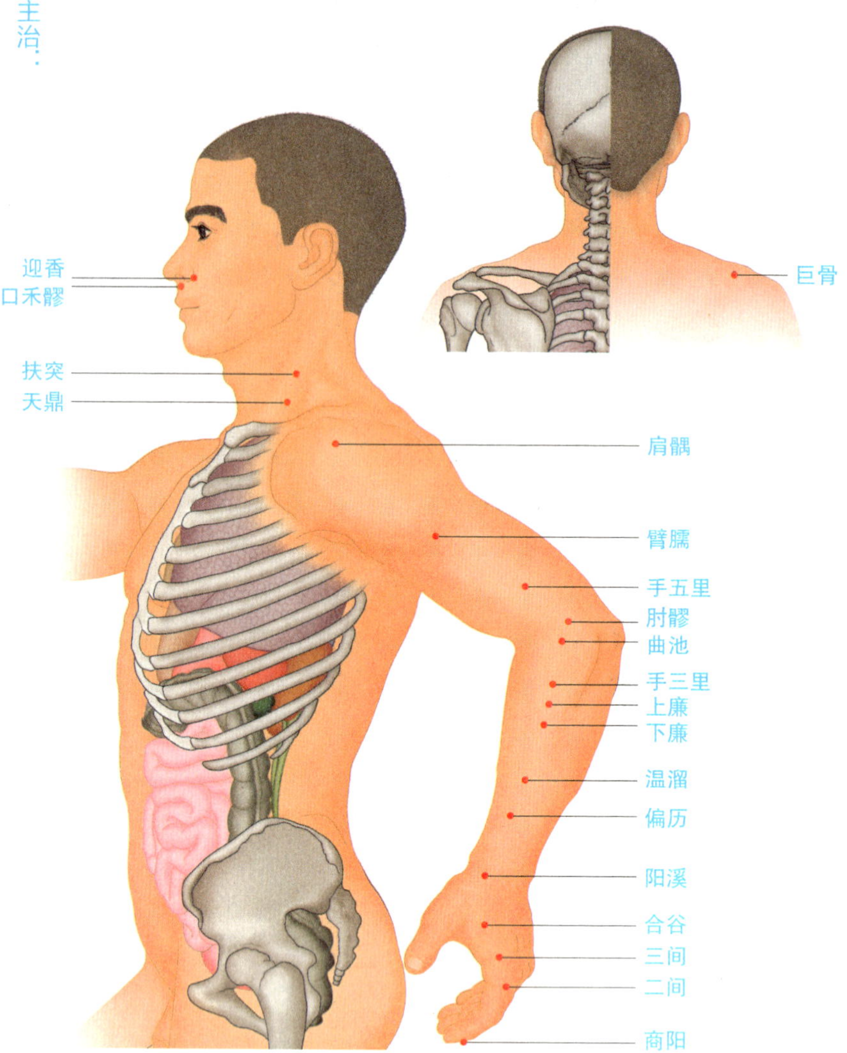

巨骨
迎香
口禾髎
扶突
天鼎
肩髃
臂臑
手五里
肘髎
曲池
手三里
上廉
下廉
温溜
偏历
阳溪
合谷
三间
二间
商阳

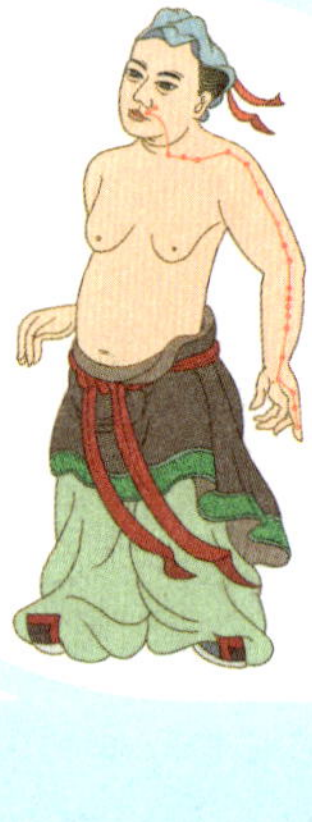

穴位数量	40个
经络走向	起于食指末端的商阳，沿手臂外侧经过肩头，止于鼻旁的迎香
穴位分布	分布于手部、臂外侧、肩颈及头部

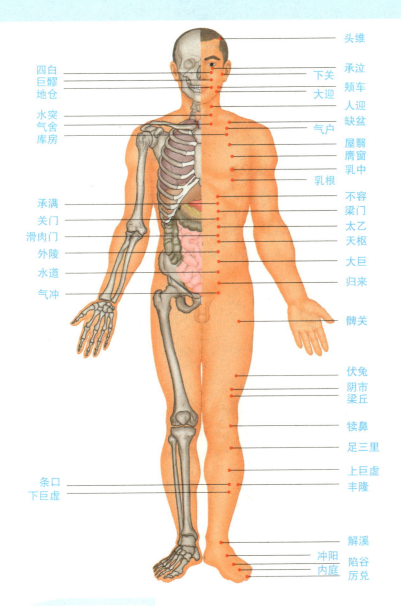

足阳明胃经

ZU YANG MING WEI JING

主治：

本经腧穴常用于治疗和改善消化系统疾病及五官病症。

头维
承泣
下关
颊车
大迎
人迎
缺盆
气户
屋翳
膺窗
乳中
乳根
不容
梁门
太乙
天枢
大巨
归来
髀关
伏兔
阴市
梁丘
犊鼻
足三里
上巨虚
丰隆
解溪
冲阳
陷谷
内庭
厉兑

四白
巨髎
地仓
水突
气舍
库房
承满
关门
滑肉门
外陵
水道
气冲
条口
下巨虚

穴位数量	90个
经络走向	起于头部，往下经过胸部、腹部，直达次趾末端
穴位分布	分布于头部、胸部、腰腹及下肢

足太阴脾经

ZU TAI YIN PI JING

主治：

本经腧穴常用于预防和缓解消化系统和泌尿生殖系统疾病，以及本经脉所经过部位的病症。

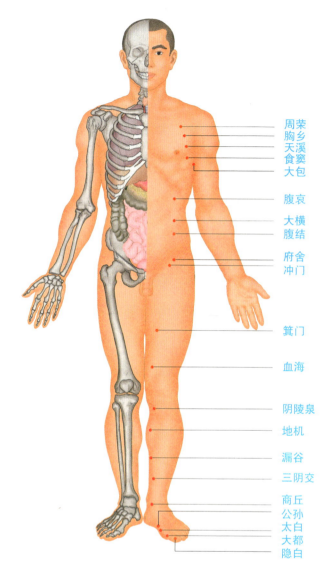

荣乡
周荣
胸乡
天溪
食窦
大包

腹哀

大横
腹结

府舍
冲门

箕门

血海

阴陵泉

地机

漏谷

三阴交

商丘
公孙
太白
大都
隐白

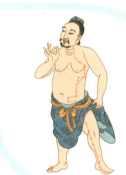

穴位数量	42个
经络走向	起于大趾内侧的隐白，经过下肢内侧，止于胸部的大包
穴位分布	分布在下肢内侧、腹部及胸部

手少阴心经

主治：

本经腧穴常用于预防和缓解心血管疾病、精神疾病和本经脉所经过部位的病症。

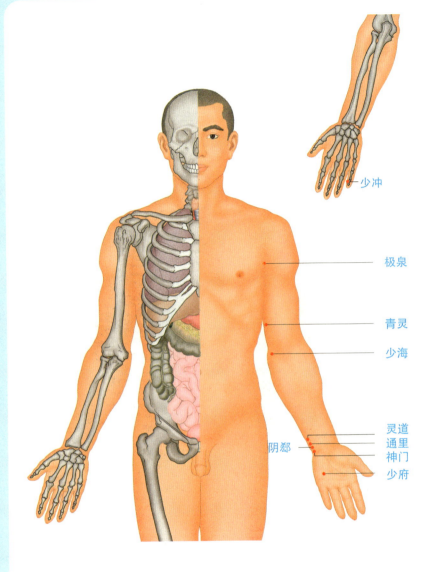

少冲

极泉

青灵

少海

灵道
通里
神门
少府

阴郄

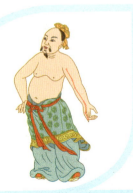

穴位数量	18个
经络走向	起于腋窝的极泉，沿手臂内侧，止于小拇指内侧的少冲
穴位分布	分布在腋窝、臂部及掌面尺侧

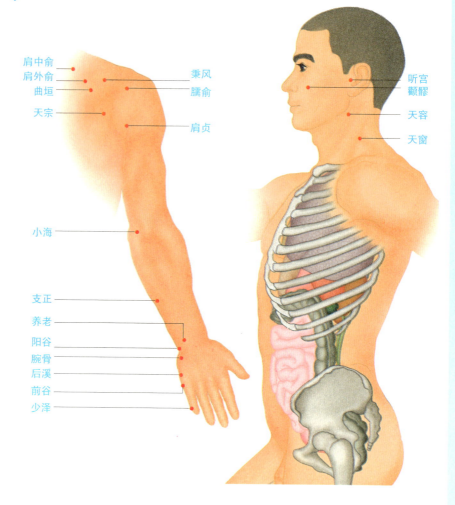

手太阳小肠经

主治：

本经腧穴主要用于预防和缓解五官疾病与颈肩、掌部疾病，以及本经脉所经过部位的疾病。

肩中俞
肩外俞
曲垣
天宗

秉风
臑俞
肩贞

听宫
颧髎
天容
天窗

小海

支正
养老
阳谷
腕骨
后溪
前谷
少泽

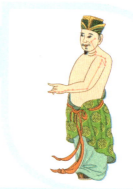

穴位数量	38个
经络走向	起于小拇指的少泽，从手臂外侧到颈部，止于耳朵的听宫
穴位分布	分布于上肢、肩颈及头部

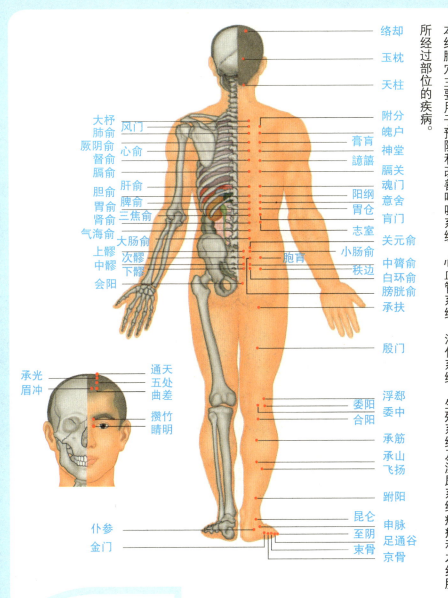

足太阳膀胱经

ZU TAI YANG PANG GUANG JING

主治：
本经腧穴主要用于预防和改善呼吸系统、心血管系统、消化系统、生殖系统及泌尿系统疾病和本经脉所经过部位的疾病。

络却
玉枕
天柱
附分
魄户　膏肓
神堂
譩譆　膈关
魂门
意舍　阳纲
胃仓
肓门
志室
关元俞
小肠俞
中膂俞
秩边　白环俞
膀胱俞
承扶
殷门
浮郄
委阳
委中
合阳
承筋
承山
飞扬
跗阳
昆仑
申脉
至阴　足通谷
束骨　京骨

大杼
肺俞　风门
厥阴俞　心俞
督俞
膈俞
胆俞　肝俞
胃俞　脾俞
肾俞　三焦俞
气海俞
大肠俞
上髎　次髎
中髎　下髎
会阳　胞肓

承光　通天
眉冲　五处
曲差
攒竹
晴明

仆参
金门

穴位数量	134个
经络走向	起于晴明，经头顶、颈椎直下至小趾末节外侧的至阴
穴位分布	分布于头面、颈背、腰部、下肢

17

足少阴肾经

ZU SHAO YIN SHEN JING

主治：

本经腧穴主要用于预防和改善生殖系统、泌尿系统、消化系统、呼吸系统、循环系统疾病和本经脉所经过部位的疾病。

俞府
彧中
神藏
灵墟
神封
步廊
幽门
腹通谷
阴都
石关
商曲
肓俞
中注
四满
气穴
大赫
横骨

涌泉

阴谷

筑宾
交信
复溜
太溪
大钟
照海
水泉
然谷

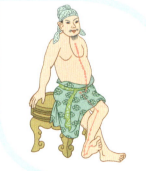

穴位数量	54个
经络走向	起于足部的涌泉，经下肢内侧上达胸部的俞府
穴位分布	分布于下肢、腰腹及胸部

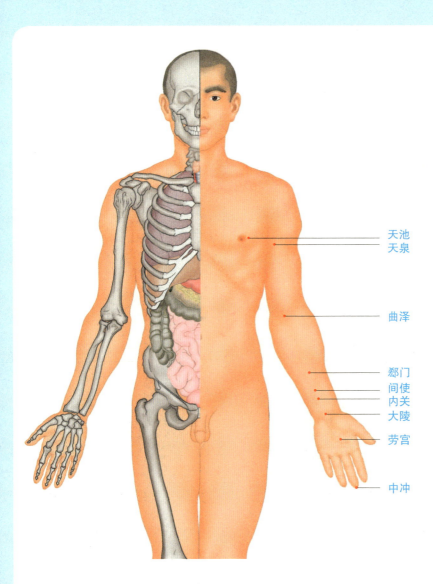

手厥阴心包经

SHOU JUE YIN XIN BAO JING

本经腧穴主要用于预防和缓解心脏、神经系统、循环系统及手臂疾病。

主治：

天池
天泉

曲泽

郄门
间使
内关
大陵

劳宫

中冲

穴位数量	18个
经络走向	起于乳房外侧的天池，经手臂内侧，止于中指的中冲
穴位分布	分布于胸部、上肢

手少阳三焦经

SHOU SHAO YANG SAN JIAO JING

主治：

本经腧穴主要用于预防和缓解五官疾病、循环系统及免疫系统疾病。

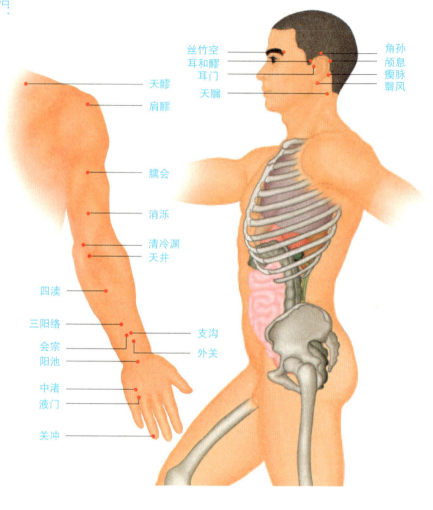

丝竹空
耳和髎
耳门
天髎

角孙
颅息
瘈脉
翳风

天髎
肩髎

臑会

消泺

清冷渊
天井

四渎

三阳络
会宗
阳池

支沟
外关

中渚
液门

关冲

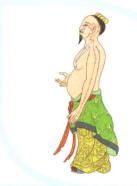

穴位数量	46个
经络走向	起于无名指的关冲，经手臂外侧、耳后，止于眉梢的丝竹空
穴位分布	分布于上肢、肩颈及头部

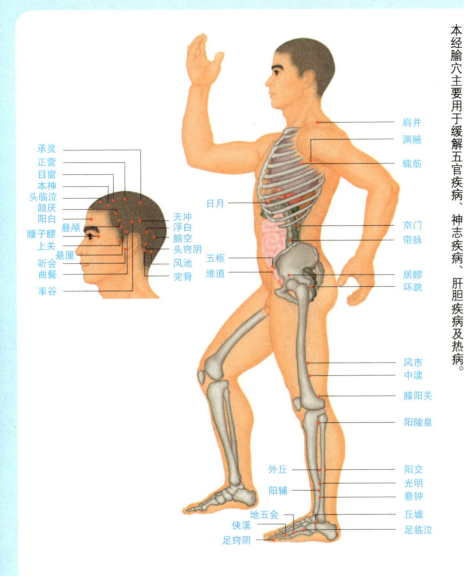

足少阳胆经

ZU SHAO YANG DAN JING

主治：

本经腧穴主要用于缓解五官疾病、神志疾病、肝胆疾病及热病。

承灵
正营
目窗
本神
头临泣
颔厌
阳白
瞳子髎
上关
听会
曲鬓
率谷

悬颅
悬厘

天冲
浮白
脑空
头窍阴
风池
完骨

肩井
渊腋
辄筋

日月

京门
带脉

五枢
维道

居髎
环跳

风市
中渎
膝阳关
阳陵泉

外丘
阳辅

阳交
光明
悬钟
丘墟
足临泣

地五会
侠溪
足窍阴

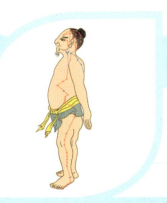

穴位数量	88个
经络走向	起于眼睛外侧的瞳子髎，经耳后、颈、胸胁、侧腹、腿外侧，止于第四趾的足窍阴
穴位分布	分布于头部、肩颈、侧胸、侧腹及下肢

足厥阴肝经

ZU JUE YIN GAN JING

主治：

本经腧穴可预防和缓解五官疾病、神志疾病、热病、泌尿生殖系统疾病及肝胆疾病。

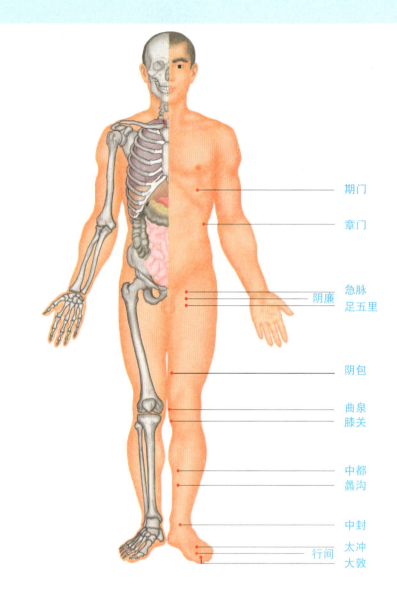

期门

章门

阴廉　急脉
　　　足五里

阴包

曲泉
膝关

中都
蠡沟

中封

行间　太冲
　　　大敦

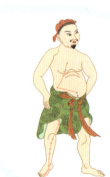

穴位数量	28个
经络走向	起于大趾外侧的大敦，经下肢、腹部，止于乳房下方的期门
穴位分布	分布于下肢、腹部及胸胁

22

督脉

DU MAI

主治：

本经腧穴主要用于预防和缓解神经系统、呼吸系统、消化系统、泌尿系统、生殖系统疾病和本经脉所经过部位的各种疾病。

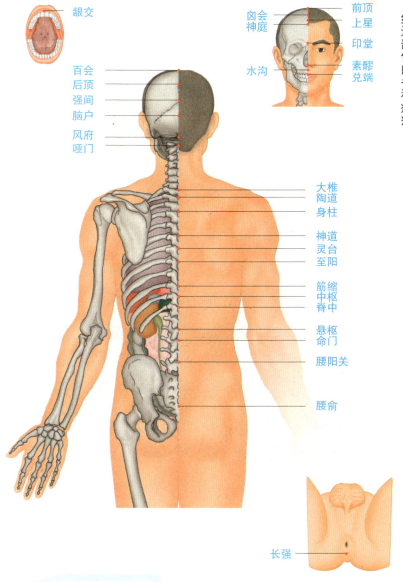

龈交

囟会　前顶
神庭　上星
　　　印堂
水沟　素髎
　　　兑端

百会
后顶
强间
脑户
风府
哑门

大椎
陶道
身柱

神道
灵台
至阳

筋缩
中枢
脊中

悬枢
命门

腰阳关

腰俞

长强

穴位数量	29个
经络走向	起于骶部的长强，沿背部直上，经头顶，止于唇部的龈交
穴位分布	分布于骶部、腰部、背部、头颈及面部

任脉

REN MAI

主治：

本经腧穴可有效预防和缓解神经系统、呼吸系统、消化系统、泌尿系统、生殖系统疾病和本经脉所经过部位的疾病。

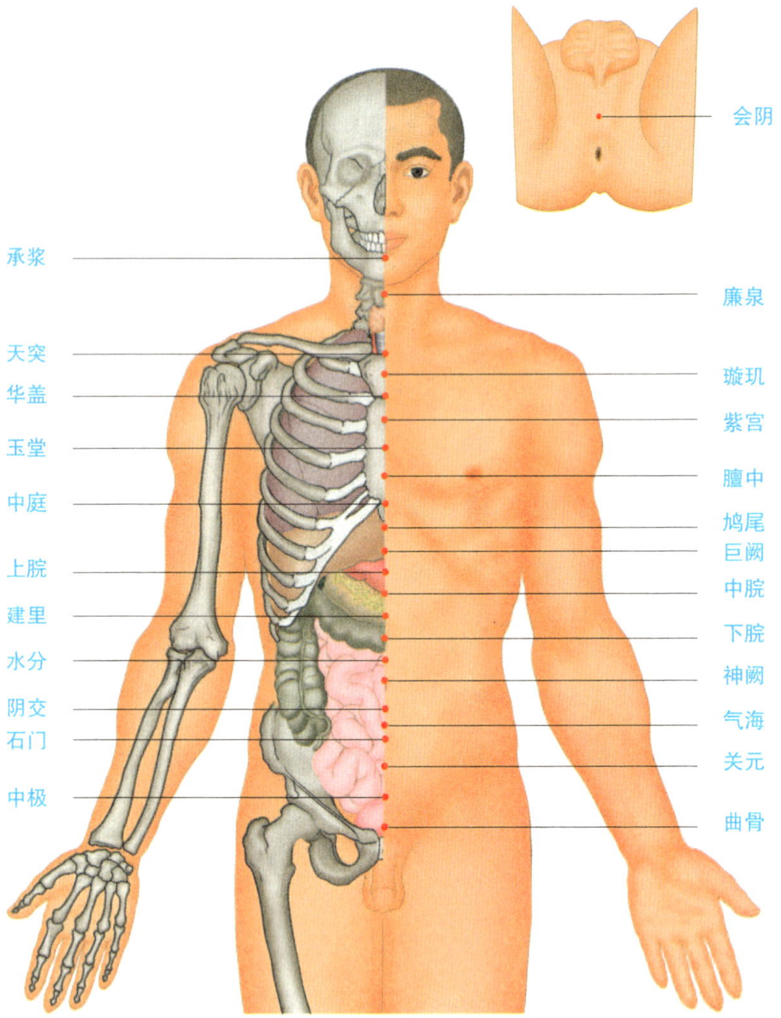

会阴

承浆
廉泉
天突
华盖
璇玑
玉堂
紫宫
中庭
膻中
鸠尾
巨阙
上脘
中脘
建里
下脘
水分
神阙
阴交
气海
石门
关元
中极
曲骨

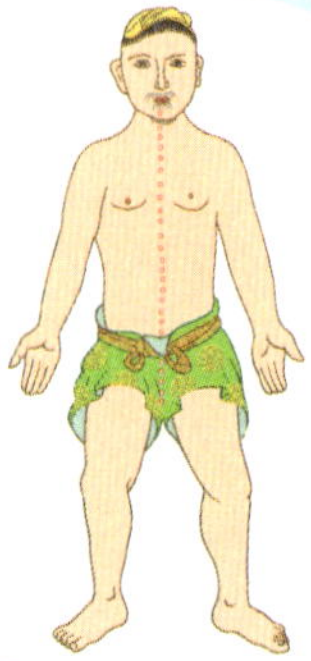

穴位数量	24个
经络走向	起于会阴，经腹部、胸部，止于面部的承浆
穴位分布	分布于面部、颈部、腹胸前正中线上

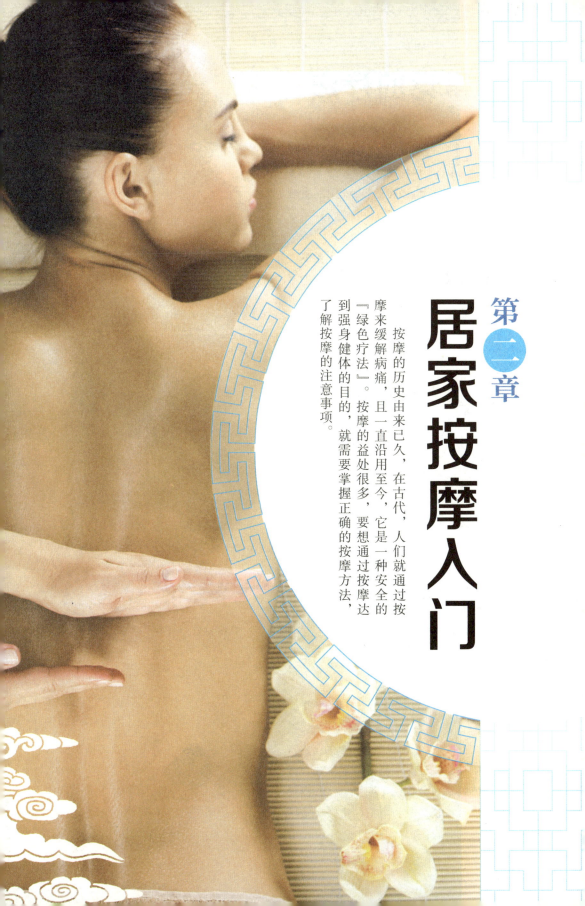

居家按摩入门

第二章

按摩的历史由来已久，在古代，人们就通过按摩来缓解病痛，且一直沿用至今，它是一种安全的『绿色疗法』。按摩的益处很多，要想通过按摩达到强身健体的目的，就需要掌握正确的按摩方法，了解按摩的注意事项。

常见的疗法

弹法

方法 弹法，先用单手中指扣住食指，然后用食指做拨动滑脱动作，使食指指背弹打某一部位（图①、图②）。

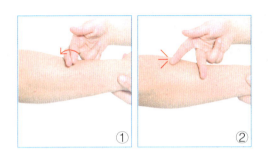

要点 弹打的力度需由轻渐重。

作用 通利关节，放松肌肉，祛风散寒，消除疲劳，理气和中，健脾和胃，疏通经络等。

拨法

方法 拨法，先将手指端嵌入肌肉缝隙中，然后做横向的拨动。拨法在临床上常分为拇指拨法、掌指拨法及肘拨法。将拇指指腹按于施治部位，以手臂带动拇指，垂直于肌腱、肌腹、条索，往返用力推动，即拇指拨法（图①）；将一手

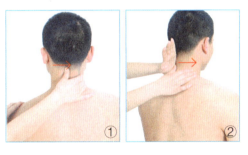

拇指指腹置于施治部位上，另一手手掌置于该拇指之上，以掌发力，以拇指着力，垂直于肌腱、肌腹、条索间，往返推动，即掌指拨法（图②）；以肘尖着力于施治部位，垂直于肌腹，往返用力推动，即肘拨法。

要点 垂直用力，刮拨的方向可根据病变部位的走向而定。本法刺激强度较大，多与其他手法配合使用。

作用 缓解肌肉痉挛，松解组织粘连，舒筋通络，滑利关节，消肿止痛等。

推法

方法 推法，用指腹、手掌或拳面着力于人体某个部位上，用力向一定方向推动。推法在临床上常分为平推法、直推法、旋推法、分推法（图①）、一指禅推法等。平推法又分为拇指平推法、掌平

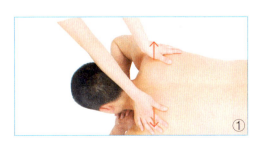

推法和肘平推法。用拇指指腹着力，按经
络循行平行方向推进，即拇指平推法（图
②、图③）；将手掌掌面平贴于皮肤上，以
掌根为重点，向一定方向推进，或双手手
掌重叠，向一定方向推进，即掌平推法；
屈肘后用肘关节尖部着力，向一定方向推
进，即肘平推法。

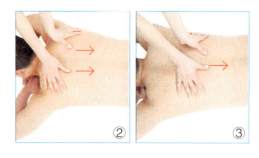

要点 肩及上肢放松，着力部位紧贴体表施治部位，运用适当的压力，进行单方向的直
线移动。

作用 疏通经络，行气止痛，舒缓皮肤，调和气血等。

按法

方法 按法，用指腹或
掌面着力于施治部位上，
逐渐用力下按，按而留之
（不捻动）。按法在临床上常分为指腹按、
屈指按（图①）、屈肘按（图②）、双掌重
叠按（图③）。指腹按，是用指腹下按；屈
指按，是用屈曲的指间关节（指节）突起部
下按；屈肘按，是按摩者屈肘，用肘关节尖
部下按；双掌重叠按，一般是按摩者腕背
屈，右手手掌放于左手手背上，双手重叠
下按。

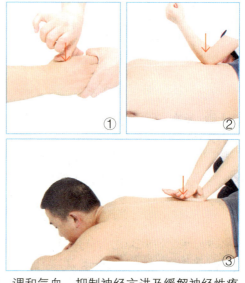

要点 垂直下按，固定不移，用力由轻逐
渐加重，稳而持续，忌用暴力。

作用 疏松肌筋，消除肌肉紧张，温中散寒，调和气血，抑制神经亢进及缓解神经性疼
痛等不适。

摇法

方法 摇法，以关节为轴心，摇动肢体并使之顺势做回旋运动，双轴和
多轴关节都可进行，如腕关节摇动、肩关节摇动等。临床上习惯将缓慢
的摇动称为运法，将大幅度的转摇称为盘法。颈部摇法，被按摩者取坐
位，放松颈部，按摩者站在被按摩者的侧后方，一手扶住被按摩者的后枕部，另一手托住
其下颌，做缓慢的环旋摇动（下页图①、下页图②）；腰部摇法，被按摩者站立，弯腰扶
住床边，按摩者站在被按摩者的侧后方，一手扶住被按摩者的腹部，另一手扶住其腰部，

两手相对用力，环旋摇动其腰部；肩部摇法，以按摩右肩为例，按摩者站在被按摩者右后方，左手扶按被按摩者的右肩，右手握住被按摩者的右腕部，环旋摇动其肩关节，或者右手提住被按摩者的右腕，环旋摇动其肩关节（图③、图④）；膝部摇法，被按摩者仰卧，按摩者站在其身侧，一手扶其膝，另一手托其踝，环旋摇动其膝关节，或者被按摩者俯卧，按摩者一手扶其大腿下段的后侧，另一手扶其足跟部，环旋摇动其膝关节。

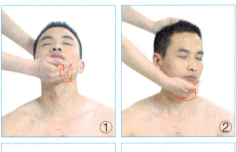

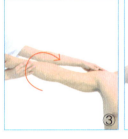
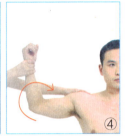

要点　摇转幅度依病情适度调整，因势利导，适可而止；操作时除摇动关节外，不应晃动身体其他部位。

作用　松解粘连，滑利关节，增加肢体活动能力等。

揉法

方法　揉法，将指腹、鱼际部或掌面附于身体体表施治部位上，轻柔缓和地回旋揉动。揉法在临床上常分为指揉法、鱼际揉法（图①）、掌揉法（图②）。用手指的指腹或指端轻按某一穴位或部位，做轻柔的小幅度回旋揉动，即指揉法；将手掌的大、小鱼际部附于施治部位上，轻柔地回旋揉动，即鱼际揉法；掌根部着力，手腕放松，以腕关节连同前臂做小幅度的回旋揉动，即掌揉法。

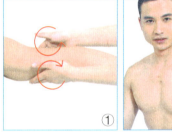
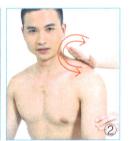

要点　轻按于施治部位上，带动该部位皮下组织。

作用　宽胸理气，消积导滞，活血化瘀，疏通经络，消肿止痛，缓解疲劳等。

擦法

方法　擦法分为手指擦法、鱼际擦法和掌擦法。用拇指、食指、无名指和小拇指的指腹来回摩擦肌肤，即手指擦法；用手掌的大鱼际部或小鱼际部来回摩擦肌肤，即鱼际擦法（下页图①、下页图②、下页图③）；用手掌来回摩擦肌肤，即掌擦法（下页图④）。

要点　上肢放松，腕关节自然伸直，以指腹、全掌、大鱼际部或小鱼际部为着力点，以上臂带动手做上下或左右的直线往返摩擦，作用力小，仅作用于皮肤及皮下。

作用 益气养血，活血通络，消肿止痛，祛风除湿，通经散寒等。

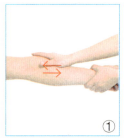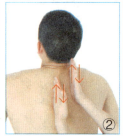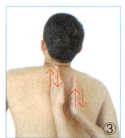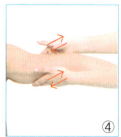

掐法

方法 掐法，一种方法是用拇指、中指或食指在身体某些穴位上做持续的掐压（图①、图②）；另一种方法是用一手或两手拇指做一排排轻巧而密集的掐压，边掐边向前推进。

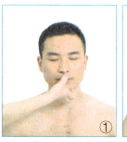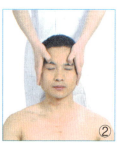

要点 用指甲垂直按压穴位，用力较重且刺激面积较小，不宜用力抠，以免因力度过大而损伤皮肤。

作用 疏通经络，消肿散瘀，镇静安神，开窍等。

抖法

方法 抖法，用单手或双手握住肢体远端，如腕、踝等，做连续的、小幅度的、频率较高的上下抖动。抖法在临床上常用于上肢（图①）、下肢（图②）和腰部，将力作用于肌肉、关节及韧带。

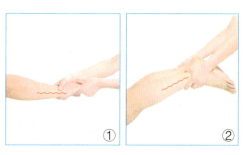

要点 操作时握住被按摩者肢体的远端，在牵拉的同时用柔劲做上下抖动，使被按摩者的肢体随着抖动的力量进行波浪样的起伏运动。

作用 舒展筋骨，滑利关节，消除疲劳，增强体质等。

啄法

方法 啄法，手指自然屈曲成爪状或聚拢成梅花状，腕部上下屈伸摆动，带动指端着力，垂直于按摩部位，呈鸡啄米状（图①、图②）。

要点 腕部放松，以腕施力，力度均匀和缓。

作用 安神醒脑，疏通气血，活血化瘀等。

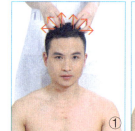
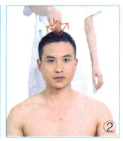

拿法

方法 拿法，用拇指、食指和中指，或用拇指和其余四指的指腹，相对用力紧捏某部位并提起，一松一紧地拿按。拿法常作为推拿的结束手法，适用于肩部（图①）、颈项（图②）、四肢等部位。

要点 手腕放松，灵活用力，动作缓和而连贯。

作用 祛风散寒，舒筋通络，开窍止痛等。

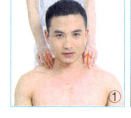
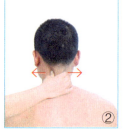

叩击法

方法 叩击法在临床上常分为拳击法（图①）、棒击法（图②）、小鱼际击法（图③、图④）、指尖击法、掌击法等。拳击法适用于腰背及四肢；棒击法和小鱼际击法适用于腰背及四肢；指尖击法，五指微屈，用五指指端敲打穴位，适用于头面、胸腹；掌击法，手指自然松开，手腕伸直，用掌根叩击体表，适用于头顶、腰及四肢。

要点 腕关节放松，用力快速而短促，垂直叩击体表，速度均匀而有节律。

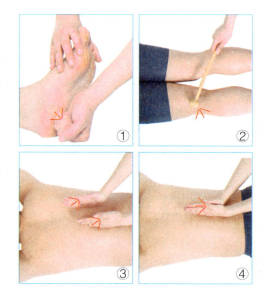

作用 舒筋通络，调和气血，缓解疲劳等。

捏脊法

方法 捏脊法，用双手拇指、食指和中指指腹捏拿脊柱两侧的肌肤，用力均匀，逐渐捻动向前移（图①、图②）。

要点 拇指在下，食指、中指在上，相对用力地提捏被按摩者的肌肤，用力宜适当、均匀。

作用 疏通经络，调和气血，祛除邪气等。

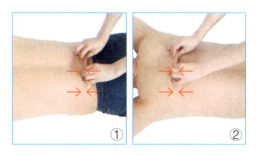

振法

方法 振法，是用单手指腹或掌面紧贴在身体某一部位上，做持续震颤的一种手法，也可双手重叠进行。振法在临床上常分为指振法（图①）和掌振法（图②）两种。

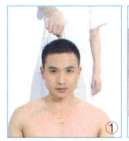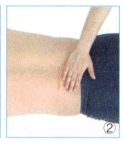

要点 主要依靠前臂和手部的肌肉持续发力，使力量集中于指腹或手掌，形成震动力，使按摩部位随之发生震颤。在操作时需注意，按摩者的手始终不能离开施治部位。

作用 通行腹气，调理胃肠功能，调节神经功能，解痉止痛，放松肌肉，缓解疲劳等。

摩法

方法 摩法，将手掌掌面或手指指面轻放于施治部位，以一点为中心做圈状的、有节律的抚摩。摩法在临床上常分为指摩法（图①）和掌摩法（图②）两种。用手指指面进行按摩，被称为指摩法；用手掌掌面进行按摩，被称为掌摩法。

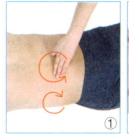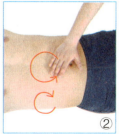

要点 以腕关节连同前臂做轻缓而有节律的盘旋摩擦，直至被按摩者的肌肤产生一定的温热感。

作用 祛除寒邪，理气和中，健脾和胃，疏通经络，活血止痛，化瘀散积等。

搓法

方法 搓法，用双手的掌面或掌侧挟住身体某部位，相对用力，做快速搓揉动作，同时做上下往返移动，其作用力可达肌肉、肌腱、筋膜、骨骼、关节囊、韧带等处。搓法临床上常分为掌搓法（图①）、侧掌搓法（图②）。

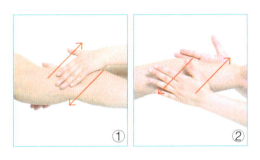

要点 双手要对称用力，搓揉要快，移动要慢。

作用 调和气血，疏通经络，通利关节等。

滚法

方法 滚法，掌指关节略微屈曲，将手掌背面尺侧部紧贴于体表处，连续摆动腕掌部，进行前臂旋转和腕关节屈伸的协调运动——在被按摩者身体上滚动（图①、图②）。

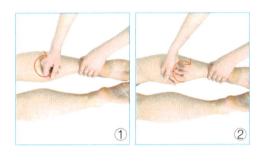

要点 为了使力集中到手指，在滚动前应将手腕稍屈，各指略微伸开，手背平贴施治部位以助发力。

作用 疏通气血，祛除寒邪，通达经脉等。

点法

方法 点法，以指端或屈曲的指节突起部位为着力点，按压于施治部位上。点法在临床上常分为拇指端点法、屈拇指点法和屈食指点法。拇指端点法，以拇指端为着力点压于施治部位（图①）；

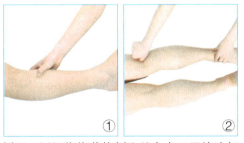

屈拇指点法，手握拳，拇指抵住食指中节的桡侧面，以拇指指节桡侧为着力点压于施治部位（图②）；屈食指点法，手握拳并突出食指，用食指近节指节为着力点压于施治部位。

要点　点按胸部时要迎随呼吸，在被按摩者呼气时点按；点按腰部肾俞时，方向由内略向上斜；点按委中时，被按摩者双腿垂直跪于床上，按摩者用拇指端点法点按（用力向上时放射感向上传，用力向下时放射感传到足跟）。

作用　疏通闭塞，活血止痛，调节脏腑功能等。

拍捶法

方法　拍法，五指并拢，掌指关节微屈，用虚掌拍打（图①），或者五指并拢，用手掌尺侧拍打身体某部位的方法；捶法，用空心拳或拳侧面捶击身体某部位的方法（图②）。拍法分为指拍、指背拍和掌拍；捶法分为卧拳捶和侧拳捶。

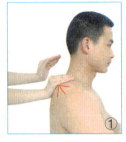 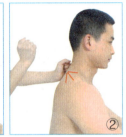

要点　按摩者的腕关节一定要放松，以腕发力，用力由轻而重，由慢而快，或者一阵快、一阵慢交替操作，且动作要协调。

作用　行气活血，疏通经络，放松肌肉等。

国医小常识

按摩疗法

　　按摩是一种常用的、比较容易掌握的方法。按摩可以使关节通利，邪气排出，经脉通畅，气血调和（这也是大多数人平常最需要的），而且按摩工具也很容易被找到，如按摩棒等。倘若没有按摩工具，使用有类似功能的器具代替也未尝不可，如牙刷、小勺柄等；或者就用手——我们的手指、指关节也是很不错的按摩工具。按摩是一种相对安全的方法，除特殊部位、特殊人群、个别疾病外，一般没有什么禁忌。按摩的程序一般是先用比较轻柔的手法进行放松，时间一般是5分钟左右；然后用比较重的手法对穴位进行重点刺激，时间根据穴位的特性而定（针对每个穴位都有具体的说明）；最后用轻柔的手法放松半分钟左右即可结束。

按摩的功效

◎ 增强肠胃功能。足三里是按摩中常用到的穴位。现代医学研究证明，刺激足三里可使迷走神经兴奋，当迷走神经兴奋时，胃的"活动"也会变活跃，从而促进肠胃蠕动。可见，刺激足三里能增强胃肠功能。

◎ 稳定血压。对按摩进行专门研究的专家指出，当对膈俞进行刺激时，通过测量耳内侧微血管的血流量发现血管会扩张，这说明按摩能使血液循环的阻力减小，降低血压。还有研究指出，按摩可以抑制交感神经的兴奋，从而使血压下降，也可以促进交感神经兴奋，使血压上升。

◎ 增强免疫力。有一项报告指出，适当地按摩穴位能提高免疫力，抑制炎症。研究显示，按摩合适的穴位可以调节人体内分泌，促进代谢，加速体内毒素和垃圾的排出，从而增强免疫力。

◎ 调理亚健康。临床观察发现，按摩对于改善亚健康状态的效果显著。经常接受按摩能调节被按摩者的神经功能，改善大脑皮质兴奋，解除大脑的紧张和疲劳，改善血液循环，加速体内垃圾的排出，促进消化吸收和营养代谢，促使身体完成从亚健康状态向健康状态的转变。

◎ 修复软组织。进行局部按摩，可以促进局部血液循环和韧带、关节囊等软组织的代谢，改善韧带、关节囊的弹性，解除软组织粘连，促进软组织内水肿的吸收，从而起到对受损软组织的修复作用。

◎ 缓解酸痛感。专家指出，患颈、肩、腰、腿痛的人，其血清中的内啡肽含量与全血中的5-羟色胺含量均低于正常人。而按摩可以让血液中的生物活性物质恢复活力，从而增加肢体酸痛者体内内啡肽与全血中5-羟色胺的含量，改善疼痛的状况。

◎ 镇静镇痛。在实施按摩时，大脑会释放出一些类似于脑啡肽的物质，起到镇静镇痛的作用。对非穴位的部位给予同样刺激，大脑则不会释放出类似物质。刺激非穴位的部位，虽然也会有一定的镇痛效果，但其机制不同，而且专家认为这样做会影响镇痛的效果。

按摩的其他常识

按摩的适用范围

◎ 内科常见病。比如，感冒、哮喘、失眠、偏头痛、低血压、高血压、冠心病、慢性胃炎、三叉神经痛、肋间神经痛等。

◎ 骨科常见病。比如，扭伤、关节脱位、腰肌劳损、风湿性关节炎、关节强直等。

◎ 妇科和男科常见病。比如，痛经、闭经、月经不调、围绝经期综合征、遗精、阳痿、早泄等。

◎ 儿科、五官科常见病。比如，小儿咳嗽、小儿夜啼、近视、牙痛、慢性鼻炎、扁桃体炎等。

◎ 急症。比如，中暑、心绞痛、鼻出血、小腿抽筋等。

◎ 其他。比如，中老年保健、减肥等。

按摩的禁忌

● 年老多病或体质较弱者不宜接受按摩。

● 有皮肤损伤者及皮肤病患者不可接受按摩。

● 急性软组织损伤导致局部组织肿胀的，不可立即接受按摩，可先冰敷20分钟以上，然后用棉花置于受伤部位加压包扎，待24小时或36小时拆除包扎后再接受按摩。

● 血压过高，严重心、肝、肺、肾功能不全者不宜接受按摩。

● 被诊断患有不明原因的急性脊柱损伤，并且伴有脊髓损伤症状者不可接受按摩。

● 血友病、白血病等各种容易出血的疾病的患者不可接受按摩。

● 急性阑尾炎、胃穿孔等急症患者不可接受按摩。

● 可疑或已经明确诊断为骨关节或软组织肿瘤的患者不可接受按摩。

● 各种骨折和关节脱位者不可接受按摩。

● 对于经期及妊娠期女性，不宜对其腹部、腰骶部和髋部进行按摩；对于孕妇，不能按摩其肩井、合谷、三阴交、昆仑等穴位。

按摩的注意事项

● 常见疗法应先轻后重、由浅入深，循序渐进，使被按摩者有一个适应的过程。切勿用力过大，以免擦伤皮肤。

● 做四肢、躯干、胸腹部按摩时，最好直接在皮肤上进行，以增强效果。

● 被按摩者与按摩者所取的体位要合适，以被按摩者舒适且按摩者便于操作为宜。

● 按摩时间每次以20～30分钟为宜，按摩12次为一个疗程。

● 饭后不要急于按摩，一般应在饭后2小时左右进行按摩。

常见的按摩器具

常见器具	操作方法
木槌、按摩棒、击打棒	用木槌、按摩棒、击打棒击打肩部、背部、大腿等区域较大的部位，可以疏通筋骨，缓解疲劳；用按摩棒点压局部可增强按摩效果
牙刷、软毛刷、浴刷	用牙刷、软毛刷、浴刷这些物体沿着经络的循行路线进行梳理或刷擦，可以代替按摩中的摩法或擦法，但不可将皮肤划破
核桃、小球	通常用手握住两个核桃或小球，用手指的运动带动核桃或小球相互摩擦转动，可达到锻炼手指灵活性的效果
鹅卵石	可脱掉鞋袜，赤脚走在公园的鹅卵石路上，也可找一些大小均匀的鹅卵石在家踩踏锻炼，以达到按摩足底穴位的目的
牙签	将牙签绑成一束进行穴位按摩，从而刺激穴位，增强按摩效果；也可将牙签尖的部分和圆的部分分部位使用，以达到不同的保健效果
梳子	用梳子刺激穴位时，可做快速而连续的敲打，以促进血液循环，缓解疲劳；也可按住不动，停留一会儿
滚摩器	使用时将滚摩器放在想按摩的部位，稍稍用力，做上下移动，每次6～10分钟即可
足底按摩器	踩上足底按摩器后，凸粒可以刺激足底，促进血液循环，缓解足部酸痛及全身疲劳

国医小常识
医疗按摩与家庭按摩的区别

医疗按摩是中医外治疗法之一，也是人类最古老的一种主要应用按摩以达到治病目的的物理疗法。

家庭按摩是家人之间通过按摩来养生保健的中医保健方法之一，以健身防病为主、诊疗伤病为辅。家庭按摩属于保健医学的一个分支，主要是解除家人的疲劳，包括精神疲劳和身体疲劳，让家人从心理上和生理上得到充分放松。

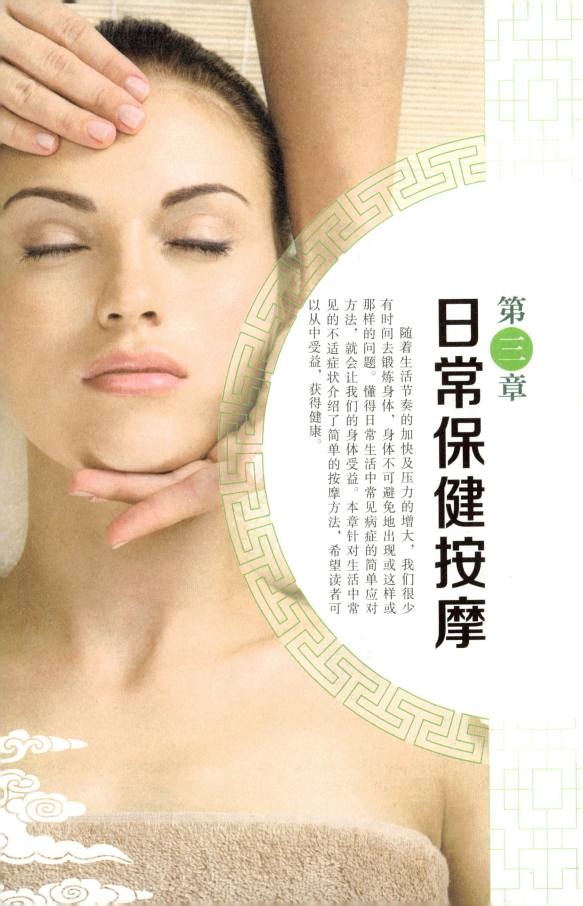

第三章

日常保健按摩

随着生活节奏的加快及压力的增大，我们很少有时间去锻炼身体，身体不可避免地出现或这样或那样的问题。懂得日常生活中常见病症的简单应对方法，就会让我们的身体受益。本章针对生活中常见的不适症状介绍了简单的按摩方法，希望读者可以从中受益，获得健康。

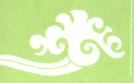

养生保健
晨起醒脑

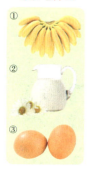

可以吃什么

① 香蕉
② 牛奶
③ 鸡蛋

传世小偏方

益智醒脑粥
取猪瘦肉50克，莲子、百合、核桃仁（掰成小块）各10克，小米适量，盐少许。将小米淘洗干净，与猪瘦肉、莲子、百合、核桃仁共放锅内，加水煮粥，加少许盐调味。每日早起服用，可益智醒脑。

特效穴位

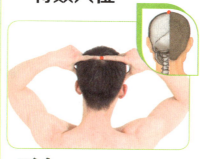

百会（督脉）

标准定位
在头部，前发际正中直上5寸处。

快速取穴
正坐位或仰卧位，在两耳尖连线与头部中线的交点处，用指尖按压有疼痛感。

其他功效
升阳固脱，醒脑开窍。

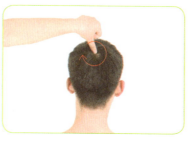

操作方法
◎ 按摩法：用拇指做圈状按揉，以有酸胀、刺痛的感觉为宜。每次按揉1～3分钟。

迎香（手阳明大肠经）

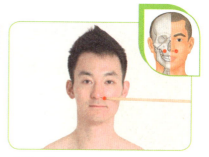

标准定位
在面部，鼻翼外缘中点旁，鼻唇沟中。

快速取穴
正坐位，用手指从鼻翼沿鼻唇沟向上推，至鼻唇沟中点处可触及一处凹陷，按之有酸胀感。

其他功效
疏风解表，通利鼻窍。

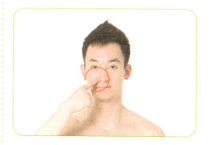

操作方法
◎ 按摩法：用指腹按压穴位，并做圈状按摩，施力方向略朝中央。
◎ 特别说明：本穴不灸。

太阳（经外奇穴）

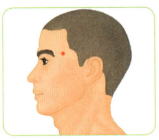 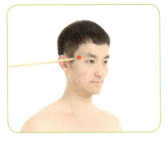 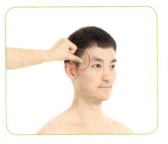

标准定位

在头部，眉梢与目外眦之间，向后1横指的凹陷处。

快速取穴

正坐位或侧坐位，在头部眉梢与目外眦之间，向后1横指的凹陷处。

操作方法

◎ 按摩法：以手指的指腹或指节按压穴位，并做圈状按摩。

攒竹（足太阳膀胱经）

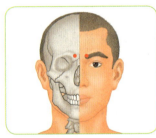 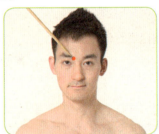 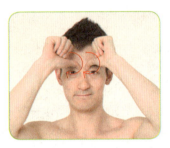

标准定位

在面部，左右眉毛的内侧，即眉头的凹陷处。

快速取穴

正坐位，目视前方，在眉毛内侧端有一处隆起，按压有酸胀感即眉头。用手指在眉头上下移动时会感觉到有一条细筋，攒竹穴即在此。

操作方法

◎ 按摩法：用两手的拇指指腹以顺时针方向按揉两侧的攒竹各30～50次，以出现酸胀感为佳。

◎ 特别说明：本穴禁灸。

其他的按摩方法

- 每日清晨醒后，闭目养神，双手一放一握，反复20次。
- 双手掌心贴于面部推擦，从口角，至鼻旁，至前额，至太阳，再至面颊，最后返回口角，反复10次。
- 双手摩擦发热，将手掌置于双眼处，轻轻按压眼球，反复3次。
- 用中指指腹点压攒竹、迎香、太阳、颊车，每穴每次20秒。
- 将双手手指分开成爪形，由前发际向后发际抹动，如十指梳头，反复20次，至头皮感觉发热，也可用木梳代替手指。
- 用双手掌心横擦腰部两侧，从外向内，至感觉温热。

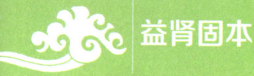

益肾固本

可以吃什么

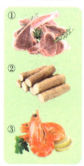

① 羊肉
② 山药
③ 虾

传世小偏方

益智仁粥

益智仁50克，粳米100克，白砂糖适量。将益智仁放入砂锅中，加水适量煎煮，去渣取汁，加入粳米煮粥。粥熟调入白砂糖，稍煮即可。食此粥，可暖肾固本。

特效穴位

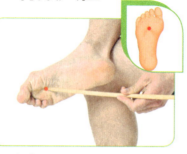

涌泉（足少阴肾经）

标准定位
在足底，屈足卷趾时足心最凹陷中。

快速取穴
坐位，卷足，在足心前面正中凹陷处的前方略可见脚底肌肉组成的人字纹，涌泉就位于人字纹的交叉部分。身体不适时按压此穴会有疼痛感。

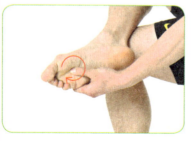

操作方法
◎ 按摩法：用手抓住脚，以拇指按压穴位并做圈状按摩，反复数次。
◎ 特别说明：本穴为井穴。

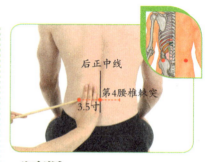

后正中线
第4腰椎棘突
3.5寸

腰眼（经外奇穴）

标准定位
在腰部，第4腰椎棘突下缘，后正中线旁开3.5寸凹陷中。

快速取穴
坐位，在两侧髂嵴最高点的水平连线与后正中线的交点处取第4腰椎棘突，横平其下缘，后正中线旁开3.5寸处即腰眼。

其他功效
强腰健肾，补虚健脾。

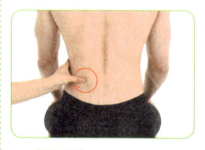

操作方法
◎ 灸法：艾炷灸3~7壮。
◎ 按摩法：以指腹或指节按压穴位，并做圈状按摩。

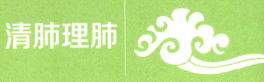

特效穴位

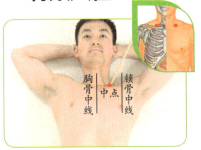

胸骨中线　中点　锁骨中线

俞府（足少阴肾经）

标准定位

在胸部，位于锁骨下缘，前正中线旁开2寸。

快速取穴

仰卧位，于胸骨中线与锁骨中线之间的中点，当锁骨下缘处取穴。

其他功效

止咳平喘，理气降逆。

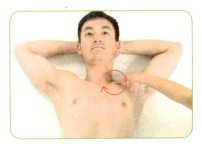

操作方法

◎ 灸法：艾炷灸3～5壮，或者艾条灸5～10分钟。

◎ 按摩法：以指腹或指节按压穴位，并做圈状按摩。

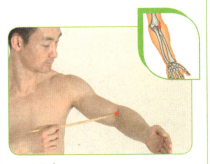

尺泽（手太阴肺经）

标准定位

在肘区，肘横纹上，肱二头肌腱桡侧缘凹陷中。

快速取穴

侧掌，微屈肘，在肘横纹上，肱二头肌腱桡侧缘凹陷中。

其他功效

肃降肺气，滋阴润肺。

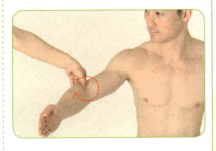

操作方法

◎ 灸法：隔姜灸5～7壮，或者温和灸10～20分钟。

◎ 按摩法：拇指微屈，用指腹揉按，并做圈状按摩，每次左右各1～3分钟。

可以吃什么

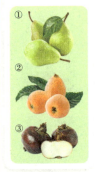

①梨
②枇杷
③荸荠

传世小偏方

鱼腥草梨方

鱼腥草100克，雪梨200克，冰糖适量。将雪梨洗净切块，鱼腥草加水600毫升烧开后改用文火煎20分钟，弃药渣，加雪梨、冰糖，文火炖至梨烂即可。每日分两次服完，连服5日，可清肺散结，清热解毒。

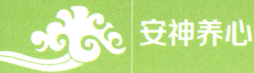

安神养心

可以吃什么

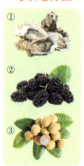

① 牡蛎
② 桑葚
③ 桂圆

传世小偏方

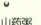

山药粥

取山药30克，猪瘦肉100克，盐适量。山药和猪瘦肉切小块备用。锅内放水，水开后放入猪瘦肉块、山药块，撇去血沫，可加适量盐调味。每日服1次。

特效穴位

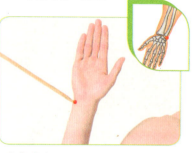

神门（手少阴心经）

标准定位

在腕掌侧远端横纹尺侧端，尺侧腕屈肌腱的桡侧缘。

快速取穴

仰掌，在尺侧腕屈肌腱的桡侧，腕掌侧远端横纹上，按压有酸痛感。

其他功效

宁心安神，通经活络。

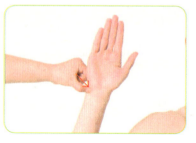

操作方法

◎ 灸法：艾炷灸1～3壮，或者艾条灸5～15分钟。

◎ 按摩法：以拇指指腹或指节按压穴位30秒。

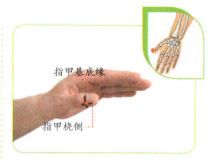

指甲基底缘

指甲桡侧

少商（手太阴肺经）

标准定位

在拇指末节桡侧，距指甲角0.1寸处。

快速取穴

在拇指末节桡侧沿指甲桡侧面画的直线与指甲基底缘水平线交点处，按之有胀痛感。

其他功效

解表清热，通利咽喉。

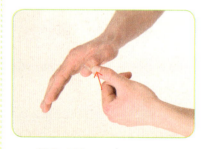

操作方法

◎ 灸法：艾条灸5～10分钟。

◎ 按摩法：一手拇指弯曲，另一手以指甲尖垂直轻轻掐按，每次掐按左右手各1～3分钟。

劳宫（手厥阴心包经）

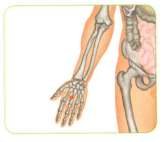

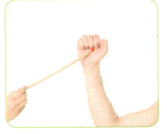

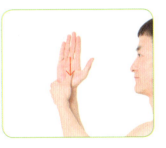

标准定位

在掌区，第2、3掌骨之间，偏于第3掌骨，屈指握拳时中指指尖处。

快速取穴

任意体位，屈指握拳，以中指、无名指指尖切于掌心横纹，于中指指尖处取穴。

操作方法

◎ 灸法：艾炷灸3～5壮，或者艾条灸5～10分钟。

◎ 按摩法：以拇指指腹向下按摩，直至有酸胀感。

百会（督脉）

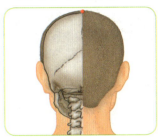

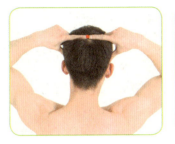

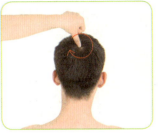

标准定位

在头部，前发际正中直上5寸处。

快速取穴

正坐位或仰卧位，在两耳尖连线与头部中线的交点处，用指尖按压有疼痛感。

操作方法

◎ 按摩法：用拇指做圈状按揉，以有酸胀、刺痛的感觉为宜。每次按揉1～3分钟。

其他的按摩方法

● 先用左手拿按摩器具在右侧前胸从上到下或从左到右按摩5次，右手在左侧前胸进行同样的操作；然后用拇指从胸骨柄上端向下直推到心口窝处，反复推摩10次，以感觉酸胀为宜。

● 将右手拇指置于左侧胸大肌外侧，其余四指置于腋窝内，提捏20次；左手在右侧腋窝进行同样的操作。

● 将右手拇指置于左侧腋窝下，其余四指置于上臂内上侧，以拿捏和按揉手法，从上向下操作至神门处，反复10次；左手在右臂进行同样的操作。

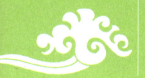

可以吃什么

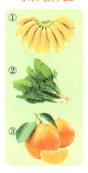

① 香蕉
② 菠菜
③ 橘子

传世小偏方

桂圆双米粥

桂圆肉30克，小米、粳米各100克，枸杞子、红糖适量。在瓦煲中加入适量清水，用中火烧开，放入小米和粳米，改用文火煲约25分钟，之后加入桂圆肉、枸杞子、红糖，继续煲15分钟即可食用。

特效穴位

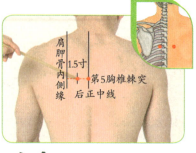

心俞（足太阳膀胱经）

标准定位
在背部脊柱区，第5胸椎棘突下缘，后正中线旁开1.5寸处。

快速取穴
坐位，两侧肩胛骨下角水平连线与后正中线的交点处为第7胸椎棘突，先向上数2个棘突（第5胸椎棘突），引一条垂线，再从肩胛骨内侧缘引一条垂线，两条垂线之间过第5胸椎棘突下缘的水平线段的中点处即心俞，按压有酸胀感。

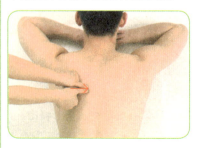

操作方法
◎ 按摩法：被按摩者取俯卧位，按摩者以两手拇指指腹同时稍用力按压。
◎ 特别说明：本穴为背俞穴。

大陵（手厥阴心包经）

标准定位
在前臂前区，腕掌侧远端横纹中点，掌长肌腱与桡侧腕屈肌腱的中间处。

快速取穴
伸肘，微屈腕握拳，在掌长肌腱与桡侧腕屈肌腱之间的凹陷中，按压有酸胀感。

其他功效
清热宁心，通经活血。

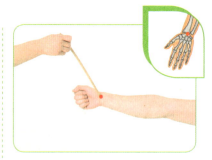

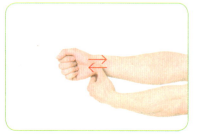

操作方法
◎ 灸法：艾炷灸或温针灸3～5壮，或者艾条灸5～10分钟。
◎ 按摩法：按摩时将拇指陷入两条筋之间，并左右移动指尖。

膻中（任脉）

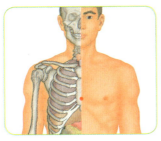
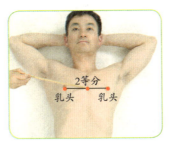
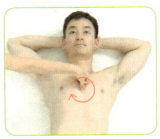

标准定位

在胸部，前正中线上，横平第4肋间隙。

快速取穴

仰卧位，男性于胸骨中线与两乳头连线的交点处取；女性则于胸骨中线平第4肋间隙处定取。

操作方法

◎ 灸法：艾炷灸3～7壮，或者艾条灸5～15分钟。

◎ 按摩法：以中指或拇指的指腹抵住穴位进行按压，并做圈状按摩。

厥阴俞（足太阳膀胱经）

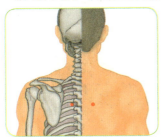
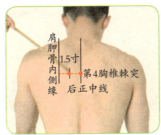
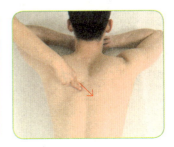

标准定位

在背部脊柱区，第4胸椎棘突下缘，后正中线旁开1.5寸处。

快速取穴

坐位，两侧肩胛骨下角水平连线与后正中线的交点处为第7胸椎棘突，先向上数3个棘突（第4胸椎棘突），引一条垂线，再从肩胛骨内侧缘引一条垂线，两条垂线之间过第4胸椎棘突下缘的水平线段的中点处即厥阴俞。

操作方法

◎ 灸法：艾炷灸3～5壮，或者艾条灸5～10分钟。

◎ 按摩法：被按摩者俯卧，按摩者将手指并拢，可用指尖轻轻刺激穴位，也可用拇指指腹稍微用力揉压，达到促进血液循环的效果。

其他的按摩方法

● 按摩者先用手掌平推被按摩者背部脊柱两侧各10次，然后按揉两侧膈俞共6～8分钟，以左侧为重点。

● 气短胸闷者，可以加点按气海、郄门各2分钟；失眠多梦者，加按揉百会2分钟。

防衰健脑

可以吃什么

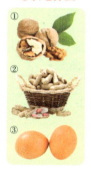

① 核桃
② 花生
③ 鸡蛋

黑豆核桃乳

取黑豆、核桃仁各500克，牛奶、蜂蜜适量。将黑豆炒熟后磨成粉；核桃仁炒微焦去衣，待冷却后捣碎成泥，备用。两者各取1匙，先冲入1杯煮沸过的牛奶，再加入1匙蜂蜜，调匀即可食用。

特效穴位

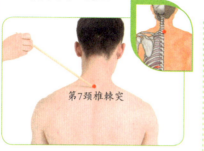

第7颈椎棘突

大椎（督脉）

标准定位

在后正中线上，第7颈椎棘突下缘的凹陷中。

快速取穴

坐位，颈背交界处椎骨的最高点即第7颈椎棘突，它的下缘凹陷处即大椎，按压有酸胀感。

其他功效

解表清热，截疟止痫。

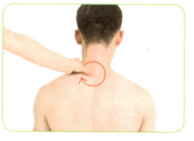

操作方法

◎ 灸法：直接灸或隔姜灸3～7壮，或者温和灸5～10分钟。

◎ 按摩法：用手指的指腹或指节按压穴位，并做圈状按摩。

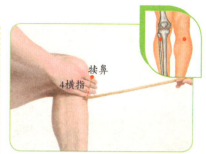

犊鼻
4横指

足三里（足阳明胃经）

标准定位

在小腿外侧，犊鼻下3寸，犊鼻与解溪的连线上。

快速取穴

坐位，屈膝，取犊鼻，自犊鼻向下量4横指（3寸），按压有酸胀感。

其他功效

健脾和胃，扶正培元。

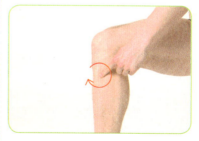

操作方法

◎ 灸法：艾炷灸3～5壮，或者艾条灸5～10分钟。

◎ 按摩法：以手指的指腹或指节按压穴位，并做圈状按摩。

三阴交（足太阴脾经）

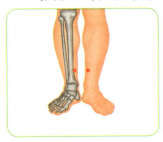
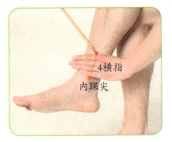
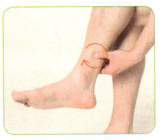

标准定位
在小腿内侧，内踝尖上3寸，胫骨内侧面后缘。

快速取穴
正坐，垂足，从内踝尖直上4横指（3寸），在胫骨内侧面后缘，按压有酸胀感。

操作方法
◎ 灸法：艾炷灸5～9壮，或者艾条灸5～10分钟。
◎ 按摩法：以手指的指腹或指节按压穴位，并做圈状按摩。

肾俞（足太阳膀胱经）

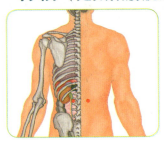
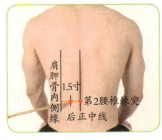
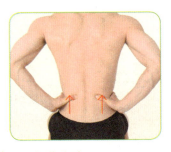

标准定位
在腰部，第2腰椎棘突下缘，后正中线旁开1.5寸处。

快速取穴
坐位，两侧髂嵴最高点的水平连线与后正中线的交点处为第4腰椎棘突，先向上数2个棘突（第2腰椎棘突），引一条垂线，再从肩胛骨内侧缘引一条垂线，两条垂线之间过第2腰椎棘突下缘的水平线段的中点处即肾俞。

操作方法
◎ 灸法：艾炷灸5～7壮，或者艾条灸5～10分钟。
◎ 按摩法：双手叉腰，以拇指的指尖按压穴位。

其他的按摩方法

● 被按摩者取坐位或俯卧位，按摩者用拇指指腹或按摩器点揉被按摩者的大椎、心俞、脾俞，点揉时要用力稍重，每穴每次2分钟。

● 被按摩者取坐位，按摩者用双手拇指指腹点揉被按摩者的阳陵泉、后溪，点揉时要力度适中，每穴每次约1分钟，以被按摩者感觉酸胀为宜。

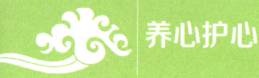

可以吃什么

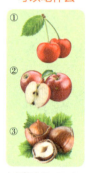

①樱桃
②苹果
③榛子

传世小偏方

莲子冰糖饮

取干莲子250克，冰糖适量。将干莲子用凉水浸泡，去除莲子心后倒入锅内，文火炖煮，至莲子熟软时加入冰糖调味即可。可代茶饮，有养心、益智安神的功效。

特效穴位

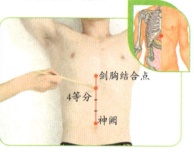

巨阙（任脉）

标准定位

在上腹部，前正中线上，脐中上6寸处。

快速取穴

仰卧位，在上腹部，前正中线上，将剑胸结合点与神阙连线4等分，在连线的上1/4与下3/4交点处，按压有酸胀感。

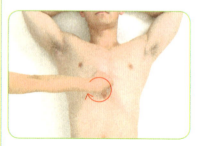

操作方法

◎ 灸法：艾炷灸3～5壮，或者艾条灸5～10分钟。

◎ 按摩法：用手指的指腹或指节按压穴位，并做圈状按摩。

◎ 特别说明：本穴为心经募穴。

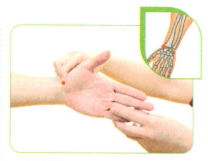

太渊（手太阴肺经）

标准定位

在腕掌侧横纹桡侧，桡动脉搏动处。

快速取穴

坐位，伸臂侧掌，在腕掌侧横纹桡侧轻触桡动脉，从感觉到搏动处稍往桡侧移动至凹陷处。

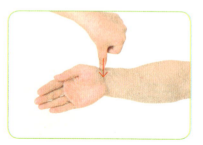

操作方法

◎ 灸法：艾炷灸1～3壮，或者艾条灸5～10分钟。

◎ 按摩法：拇指弯曲，用拇指指甲尖垂直轻轻掐按，分别掐按左右两手，会有酸胀感。

少冲（手少阴心经）

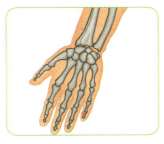

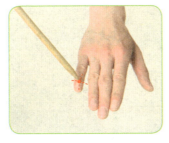

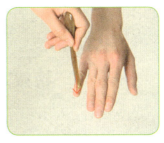

标准定位

在小拇指末节桡侧，指甲根角侧上方0.1寸处。

快速取穴

俯掌，伸指，在小拇指指甲底部与小拇指桡侧缘引线（掌背交界线）的交点处。

操作方法

◎ 按摩法：以指尖或棒状物按摩本穴，或者用拇指和食指捏住小拇指两侧，向小拇指指甲方向稍用力揉捏，间接刺激本穴。

内关（手厥阴心包经）

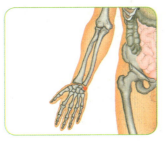

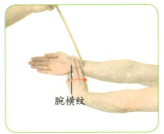

腕横纹

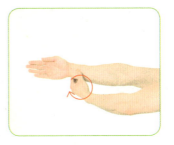

标准定位

在前臂前区，曲泽与大陵的连线上，腕横纹上2寸，掌长肌腱与桡侧腕屈肌腱之间。

快速取穴

伸臂，露出掌心，微屈腕，从腕横纹上量2横指，在掌长肌腱与桡侧腕屈肌腱之间的凹陷中，按压有酸胀感。

操作方法

◎ 灸法：艾炷灸5～7壮，或者艾条灸5～10分钟。
◎ 按摩法：用拇指指腹在两筋的凹陷处用力按压，可同时做圈状按摩。

其他的按摩方法

- 用拇指指腹向下按压膻中1～4分钟。
- 用拇指指尖按压巨阙1～3分钟，可一并按摩穴位四周的肌肉。
- 用对侧拇指指腹按压神门。
- 用对侧拇指指腹按压大陵、劳宫，点按或掐各1分钟。
- 按摩大陵、中冲均有效。
- 心悸、呼吸困难可以用力刺激手掌上的劳宫。
- 按摩心脏反射区和与心脏相关联的反射区及肩关节、胸骨等反射区，对心脏病有一定的疗效。

可以吃什么

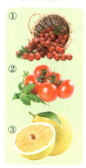

① 山楂
② 西红柿
③ 柚子

山楂冰糖茶

取山楂50克，冰糖30克。将山楂清洗干净并去核，冰糖捣碎。之后将山楂、冰糖一同放入砂锅内，水煎。代茶饮用，每日1剂，可以改善消化不良。

特效穴位

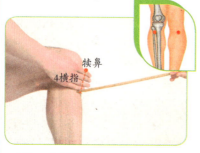

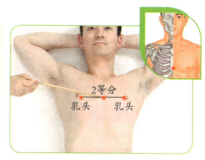

足三里（足阳明胃经）

标准定位
在小腿外侧，犊鼻下3寸，犊鼻与解溪的连线上。

快速取穴
坐位，屈膝，取犊鼻，自犊鼻向下量4横指（3寸）处，按压有酸胀感。

其他功效
可改善小腿酸痛、呕吐。

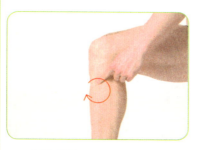

操作方法
◎ 灸法：艾炷灸3～5壮，或者艾条灸5～10分钟。
◎ 按摩法：以手指的指腹或指节按压穴位，并做圈状按摩。

膻中（任脉）

标准定位
在胸部，前正中线上，横平第4肋间隙。

快速取穴
仰卧位，男性于胸骨中线与两乳头连线的交点处定取；女性则于胸骨中线平第4肋间隙处定取。

其他功效
宽胸理气，宁心安神。

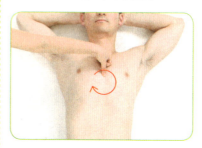

操作方法
◎ 灸法：艾炷灸3～7壮，或者艾条灸5～15分钟。
◎ 按摩法：以中指或拇指的指腹抵住穴位进行按压，并做圈状按摩。如果痛得很厉害，那么改为施灸更为有效。

脾俞（足太阳膀胱经）

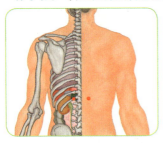

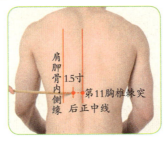

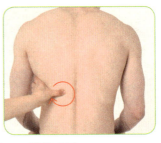

标准定位

在背部脊柱区，第11胸椎棘突下缘，后正中线旁开1.5寸处。

快速取穴

坐位，两侧肩胛骨下角水平连线与后正中线的交点处为第7胸椎棘突，先向下数4个棘突（第11胸椎棘突），引一条垂线，再从肩胛骨内侧缘引一条垂线，两条垂线之间过第11胸椎棘突下缘的水平线段的中点处即脾俞。

操作方法

◎ 灸法：艾炷灸5～7壮，或者艾条灸5～10分钟。
◎ 按摩法：以拇指指腹或指节按压，并做圈状按摩。

胃俞（足太阳膀胱经）

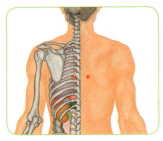

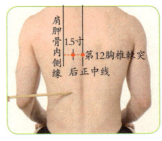

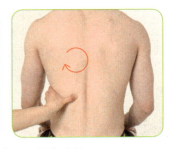

标准定位

在背部脊柱区，第12胸椎棘突下缘，后正中线旁开1.5寸处。

快速取穴

坐位，先找到第12胸椎棘突，引一条垂线，再从肩胛骨内侧缘引一条垂线，两条垂线之间过第12胸椎棘突下缘的水平线段的中点处即胃俞。

操作方法

◎ 灸法：艾炷灸5～7壮，或者艾条灸5～10分钟。
◎ 按摩法：以拇指指腹或指节按压，并做圈状按摩。

其他的按摩方法

● 被按摩者取仰卧位，按摩者双手摩擦发热，先用拇指指腹从膻中向两侧乳中分推，并沿肋间向外平推至胸侧，然后下移一个肋间隙，从内向外分推，依次向下至腹部，反复3次。
● 按摩者用双手从被按摩者的一侧腹部向对侧腹部拿捏，要求拿捏时先提起腹部肌肉，轻轻提起并稍停片刻，再松开前移，上下腹各1次，反复3次。
● 单手食指、中指、无名指、小拇指并拢，顺时针按摩中脘300次。

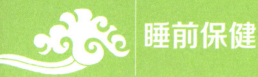
可以吃什么

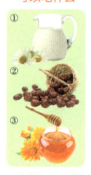

①牛奶
②大枣
③蜂蜜

传世小偏方

黄连阿胶汤
　　黄连5克，
生白芍10克，
阿胶汁30毫升，
鸡蛋2个。将前
2味药加鸡蛋及
1000毫升水煎
煮，去渣，兑
入阿胶汁即成。
每晚临睡前顿
服，有养心安
神的功效。

特效穴位

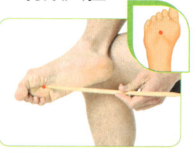

涌泉（足少阴肾经）

标准定位
　　在足底，屈足卷趾时足心最凹陷中。

快速取穴
　　坐位，卷足，在足心前面正中凹陷处的前方略可见足底肌肉组成的人字纹，涌泉就位于人字纹的交叉部分。身体不适时按压此穴会有疼痛感。

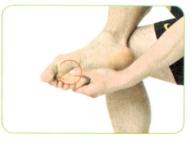

操作方法
◎ 按摩法：用手指抓住脚，以拇指按压穴位并做圈状按摩，反复数次。

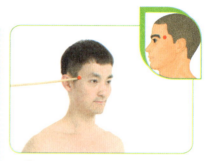

太阳（经外奇穴）

标准定位
　　在头部，眉梢与目外眦之间，向后1横指的凹陷处。

快速取穴
　　正坐位或侧坐位，在头部眉梢与目外眦之间，向后1横指的凹陷处。

其他功效
　　清热消肿，通络止痛。

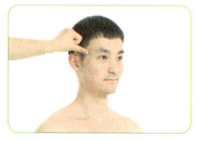

操作方法
◎ 按摩法：以手指的指腹或指节按压穴位，并做圈状按摩。

风池（足少阳胆经）

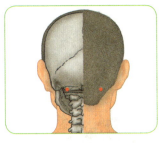
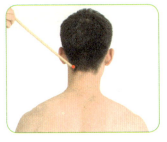
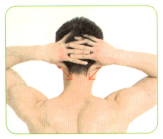

标准定位

在颈后区枕骨之下，胸锁乳突肌上端与斜方肌上端之间的凹陷中。

快速取穴

坐位，在胸锁乳突肌上端与斜方肌上端之间的凹陷中，约与风府齐平，按压有酸胀感。

操作方法

◎灸法：艾条灸5～10分钟或天灸。

◎按摩法：自行按摩，将双手的拇指分别抵住两边穴位，其余手指包盖住头部，用力按压4～5次。

印堂（督脉）

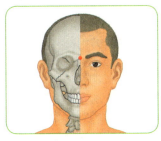
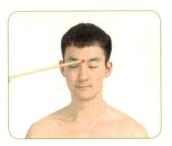
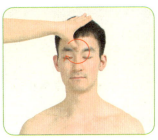

标准定位

在面部，两眉毛内侧端中间的凹陷中。

快速取穴

正坐位或仰靠位、仰卧位，在两眉头连线中点的凹陷中，按压有酸胀感。

操作方法

◎灸法：艾条温和灸5～10分钟。

◎按摩法：以手指的指腹或指节按压穴位，并做圈状按摩。

其他的按摩方法

● 将双手搓热，掌心紧贴前额，从上向下擦至下颌，抹擦时要力度适中，反复10次。
● 双手拇指指腹紧按两侧鬓发处推摩颞部，推摩时要用力稍重，由前向后，反复50次。
● 双手掌心紧按两耳，快速有节律地按压50次。
● 双手拇指指腹按揉风池，并做圈状按摩，用力要稍重，每次2分钟，以有酸胀感为宜。

改善亚健康及不适症状
健忘

可以吃什么

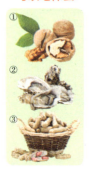

① 核桃
② 牡蛎
③ 花生

传世小偏方

仙智茶

取仙灵脾9克，益智仁6克。将二者以4碗水熬成3碗。每日1剂，代茶饮。

特效穴位

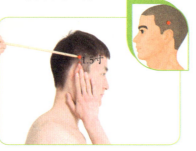

率谷（足少阳胆经）

标准定位

在头部，耳尖直上入发际1.5寸处（角孙直上方）。

快速取穴

侧坐位，将耳部向前折，于耳尖直上入发际1.5寸处，咀嚼时按压有肌肉鼓动。

其他功效

清热息风，通经活络。

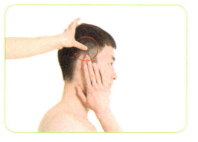

操作方法

◎ 灸法：艾条灸5～10分钟。

◎ 按摩法：以手指的指腹或指节按压穴位，并做圈状按摩。

头维（足阳明胃经）

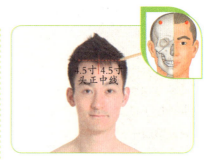

标准定位

在头侧部，额角发际直上0.5寸，头正中线旁开4.5寸处。

快速取穴

正坐，在头侧部，额角发际直上0.5寸，头正中线旁4.5寸处。

其他功效

清头明目，止痛镇痉。

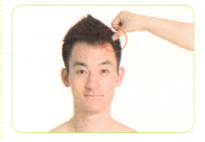

操作方法

◎ 按摩法：以手指的指腹或指节按压穴位，并做圈状按摩。

◎ 特别说明：本穴禁灸。

丝竹空（手少阳三焦经）

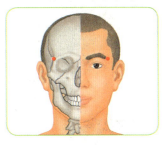 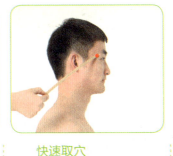 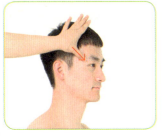

标准定位

在面部眉梢凹陷处。

快速取穴

侧坐位，在面部眉梢凹陷处，按压有酸、胀、痛感。

操作方法

◎ 按摩法：用手拇指指腹向内揉按两边眉毛外端凹陷处，以有酸、胀、痛感为宜。

足三里（足阳明胃经）

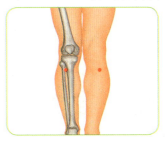 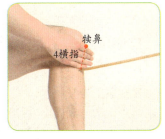 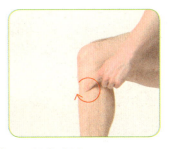

标准定位

在小腿外侧，犊鼻下3寸，犊鼻与解溪的连线上。

快速取穴

坐位，屈膝，取犊鼻，自犊鼻向下量4横指（3寸）处，按压有酸胀感。

操作方法

◎ 灸法：艾炷灸3～5壮，或者艾条灸5～10分钟。
◎ 按摩法：以手指的指腹或指节按压穴位，并做圈状按摩。

其他的按摩方法

● 被按摩者取坐位，按摩者双手拇指指腹点按被按摩者的印堂，沿其前正中线交替向上点按至百会，反复操作5～10次。

● 按摩者用拇指指腹点揉被按摩者的角孙、神门、三阴交，每穴每次1分钟，至被按摩者感觉酸胀。

● 被按摩者取俯卧位，按摩者双掌重叠按揉其背部膀胱经，两侧交替进行，每侧重复按揉3次。

● 双手的食指、中指、无名指并拢，分抹攒竹，经鱼腰至两侧丝竹空，每次10～20次，推按速度不宜过快。

可以吃什么

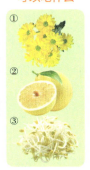

①菊花
②柚子
③黄豆芽

菊花茶

取杭菊花30克，白砂糖5克。将杭菊花放入茶壶内，用沸水浸泡片刻，放入白砂糖搅匀即可饮用。

特效穴位

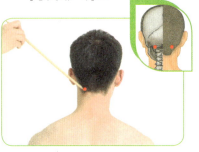

风池（足少阳胆经）

标准定位

在颈后区枕骨之下，胸锁乳突肌上端与斜方肌上端之间的凹陷中。

快速取穴

坐位，在胸锁乳突肌上端与斜方肌上端之间的凹陷中，约与风府齐平，按压有酸胀感。

其他功效

祛风解毒，通利孔窍。

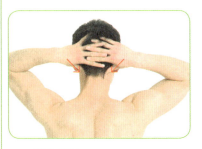

操作方法

◎ 按摩法：自行按摩，将双手的拇指分别抵住两边穴位，其余手指盖住头部，用力按压4～5次。

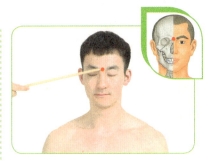

印堂（督脉）

标准定位

在面部，两眉毛内侧端中间的凹陷中。

快速取穴

正坐位或仰靠位、仰卧位，在两眉头连线中点的凹陷中，按压有酸胀感。

其他功效

镇静安神，明目通鼻。

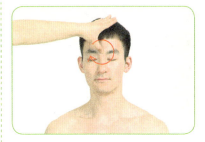

操作方法

◎ 灸法：温和灸5～10分钟。
◎ 按摩法：用手指的指腹或指节按压穴位，并做圈状按摩。

合谷（手阳明大肠经）

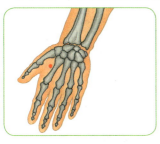

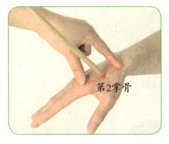

第2掌骨

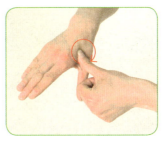

标准定位

在手背，第1、2掌骨间，第2掌骨桡侧的中点处。

快速取穴

在手背，第2掌骨桡侧的中点处，按压有酸胀感。

操作方法

◎ 按摩法：以拇指指腹向下用力按压并做圈状按摩，反复4～5次。

太阳（经外奇穴）

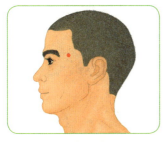

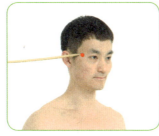

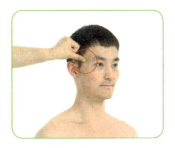

标准定位

在头部，眉梢与目外眦之间，向后1横指的凹陷处。

快速取穴

正坐位或侧坐位，在头部眉梢与目外眦之间，向后1横指的凹陷处。

操作方法

◎ 按摩法：用指腹按压穴位，并做圈状按摩。

其他的按摩方法

● 被按摩者双目自然闭合，按摩者将双手掌根贴于被按摩者的百会上进行按揉，注意用力要稍轻。

● 按摩者用拇指与食指、中指捏住被按摩者颈后肌肉近发际处，一前一后、一紧一松拿捏，时间根据具体情况而定，至被按摩者颈部有酸胀感。

● 按摩者将双手五指分开成爪形，由被按摩者前发际向后发际抹动，如十指梳头状，时间根据具体情况而定，至被按摩者头皮感觉发热、舒适，也可用木梳代替手指。

● 被按摩者双目自然闭合，按摩者双手食指屈曲，将拇指按在太阳上，以食指内侧屈曲面由正中印堂沿眉毛两侧分抹，注意力度要适中，可反复做30次（可适当增加次数），每日2次。

● 前额头痛时可按压印堂、合谷，两侧头痛可按压百会，后侧头痛可按压风池，注意按压时要力度适中，每穴每次5分钟，以有酸胀感为宜，每日2～3次。

失眠

可以吃什么

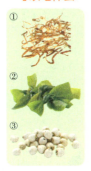

①黄花菜
②海带
③莲子

传世小偏方

黄花菜饮

取黄花菜50克，冰糖适量。将黄花菜用水煮半小时后去渣，加冰糖再煮2分钟即可。睡前1小时饮下，具有改善失眠症状的作用。

特效穴位

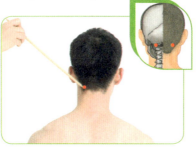

风池（足少阳胆经）

标准定位

在颈后区枕骨之下，胸锁乳突肌上端与斜方肌上端之间的凹陷中。

快速取穴

坐位，在胸锁乳突肌上端与斜方肌上端之间的凹陷中，约与风府齐平，按压有酸胀感。

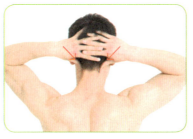

操作方法

◎ 灸法：艾条灸5～10分钟。
◎ 按摩法：自行按摩，将双手的拇指分别抵住两边穴位，其余手指包盖住头部，用力按压4～5次；或者由他人用拇指、食指捏住两边穴位向头的内部方向按压，上下滑行按摩。

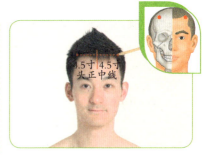

头维（足阳明胃经）

标准定位

在头侧部，额角发际直上0.5寸，头正中线旁开4.5寸处。

快速取穴

正坐，在头侧部，额角发际直上0.5寸，头正中线旁开4.5寸处。

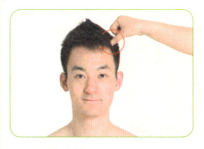

操作方法

◎ 按摩法：以手指的指腹或指节按压穴位，并做圈状按摩。
◎ 特别说明：本穴为足阳明经、足少阳经、阳维脉交会穴；禁灸。

合谷（手阳明大肠经）

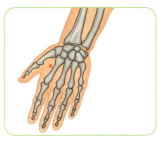

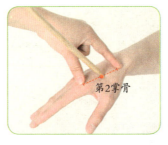

第2掌骨

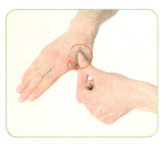

标准定位

在手背，第1、2掌骨间，第2掌骨桡侧的中点处。

快速取穴

在手背，第2掌骨桡侧的中点处，按压有酸胀感。

操作方法

◎ 按摩法：以拇指指腹向下用力按压并做圈状按摩，反复4～5次。

太阳（经外奇穴）

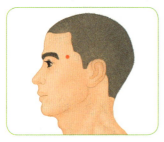

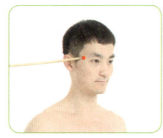

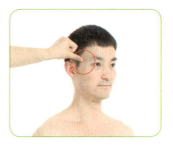

标准定位

在头部，眉梢与目外眦之间，向后1横指的凹陷处。

快速取穴

正坐位或侧坐位，在头部眉梢与目外眦之间，向后1横指的凹陷处。

操作方法

◎ 按摩法：用指腹按压穴位，并做圈状按摩。

其他的按摩方法

- 按摩者用双手拇指指腹按揉被按摩者的印堂，注意按揉时力度要适中，每次3分钟。
- 按摩者用双手拇指点按被按摩者的百会，每穴每次2分钟。
- 按摩者将双手五指分开成爪形，由被按摩者前发际向后发际抹动，如十指梳头状，反复10次，也可用木梳代替手指。
- 按摩者拿捏被按摩者项部与肩头连线的正中央（肩井处），以及周围大筋处，每次10分钟左右即可。
- 将双手叠放在腹部，用手掌大鱼际轻轻按揉中脘，每次2分钟。
- 用单手食指、中指、无名指并拢摩擦涌泉，以脚心发热为宜。若出现头晕、耳鸣等症状，可摩擦涌泉100次。

中暑

可以吃什么

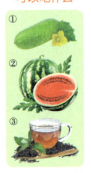

① 冬瓜
② 西瓜
③ 茶

传世小偏方

冬瓜汁

取新鲜的冬瓜250克，去皮，切成小块，用纱布包起来，挤出汁。预防中暑可以直接饮用；如果已经中暑，可以煮一煮再饮用。

特效穴位

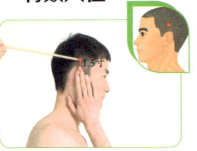

率谷（足少阳胆经）

标准定位

在头部，耳尖直上入发际1.5寸处（角孙直上方）。

快速取穴

侧坐位，将耳部向前折，于耳尖直上入发际1.5寸处，咀嚼时按压有肌肉鼓动。

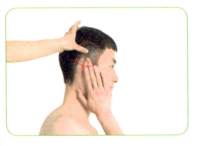

操作方法

◎ 灸法：艾条灸5～10分钟。
◎ 按摩法：以手指的指腹或指节按压穴位，并做圈状按摩。
◎ 特别说明：本穴为手足少阳经与足太阳经的交会穴。

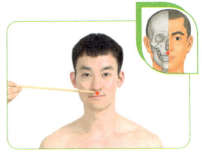

水沟（督脉）

标准定位

在面部，人中沟的上1/3与下2/3交界处。

快速取穴

正坐位或仰靠位、仰卧位，在面部人中沟的上1/3与下2/3的交界处，按压有压痛感。

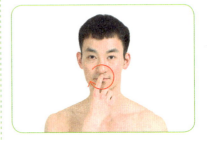

操作方法

◎ 按摩法：以手指的指腹或指尖按压穴位，并做圈状按摩。
◎ 特别说明：本穴为督脉、手足阳明经交会穴。

太阳（经外奇穴）

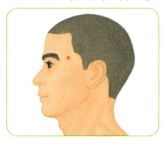

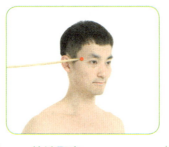

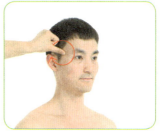

标准定位

在头部，眉梢与目外眦之间，向后1横指的凹陷处。

快速取穴

正坐位或侧坐位，在头部眉梢与目外眦之间，向后1横指的凹陷处。

操作方法

◎ 按摩法：用指腹按压穴位，并做圈状按摩。

中冲（手厥阴心包经）

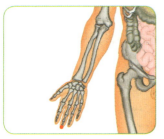

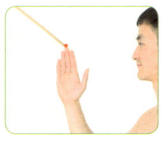

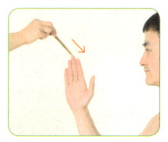

标准定位

在中指末节尖端中央。

快速取穴

仰掌，微屈指，在中指末节尖端中央，距离指甲游离缘0.1寸。

操作方法

◎ 按摩法：用指尖或棒状物按压穴位。

其他的按摩方法

● 按摩者用双手拇指指腹交替点按被按摩者的印堂，沿前正中线依次向上点按至百会，反复操作5～10次。

● 按摩者用双手拇指指腹分抹被按摩者的攒竹，经鱼腰至两侧太阳，反复操作10～20次，注意力度和速度要适中。

● 按摩者用拇指掐被按摩者的水沟2～3分钟，以被按摩者皮肤无破损为度。

● 按摩者用双手拇指指腹点按被按摩者的头维、率谷、角孙、神门，每穴每次1分钟，力度要适中，以被按摩者感觉酸胀为宜。

● 在阴凉通风处坐好，双手拇指指腹按揉太阳，逐渐用力，轻重交替，以局部酸、胀、麻感明显为宜，每次3分钟。

● 按摩者用双手拇指指端加重力量点按鱼腰，以被按摩者能耐受为度，点按2分钟。

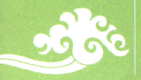

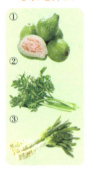
传世小偏方

枸杞子蒸鸡

取枸杞子30克，鲜净鸡1只，佐料包1个。将枸杞子装和佐料包放入鸡腹内，上锅蒸2小时即可。适量食用，可滋补肝肾，抗疲劳。

特效穴位

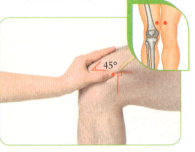

血海（足太阴脾经）

标准定位

在股前区，髌底内侧端上2寸，股内侧肌隆起处。

快速取穴

侧坐，屈膝90°，左手掌心对准右髌骨中央，手掌覆于膝盖上，拇指与其他四指约成45°，拇指指尖所指处即本穴。

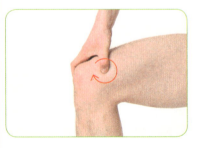

操作方法

◎ 灸法：艾炷灸5～9壮，或者艾条灸5～10分钟。

◎ 按摩法：竖起拇指，手掌做覆盖膝盖状，以拇指指腹按压穴位，并做圈状按摩。

百会（督脉）

标准定位

在头部，前发际正中直上5寸处。

快速取穴

正坐位或仰卧位，在两耳尖连线与头部中线的交点处，用指尖按压有疼痛感。

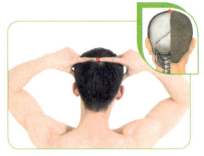

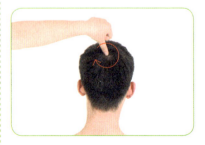

操作方法

◎ 按摩法：用拇指做圈状按揉，以有酸胀、刺痛的感觉为宜。每次按揉1～3分钟。

◎ 特别说明：本穴为督脉、足太阳经交会穴。

神庭（督脉）

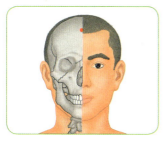

标准定位

在头前部，前发际正中直上0.5寸处。

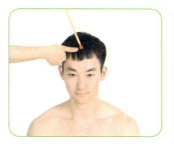

快速取穴

正坐位或仰卧位，从前发际正中直上量半横指，按压有酸胀感。

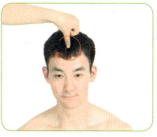

操作方法

◎ 按摩法：用指腹按压穴位，并做圈状按摩。

角孙（手少阳三焦经）

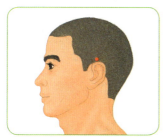

标准定位

在头部，耳尖正对的发际处。

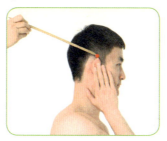

快速取穴

侧坐位，将耳部向前折，在耳尖直上入发际处，按压有酸胀感。

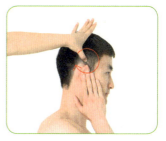

操作方法

◎ 灸法：艾条灸10～20分钟，也可用灯草灸。

◎ 按摩法：以指腹按压穴位，并做圈状按摩，每次1～3分钟。

其他的按摩方法

● 按摩者用双手拇指指腹自被按摩者的攒竹分抹至鱼腰再至两侧太阳，并点按太阳1分钟，反复操作10～20次。

● 按摩者的食指、中指、无名指微屈，置于被按摩者的头侧部，以率谷为中心扫散头侧部。

● 按摩者用拇指指腹按揉被按摩者的中脘、天枢、气海、关元、血海、三阴交、足三里，每穴每次2分钟。

● 按摩者用食指指腹按揉百会、四神聪、率谷、角孙，每穴每次1分钟，以局部有酸、麻、胀感为佳。

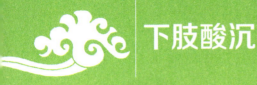

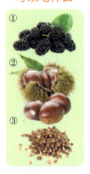

①桑葚
②栗子
③花椒

传世小偏方

花椒水洗方

取花椒10克。将花椒放入锅中，加入2升水，用大火煮开，待温，过滤，将汁液倒入木盆内。每日晚上临睡前泡洗双腿，可有效缓解下肢酸沉等不适。

特效穴位

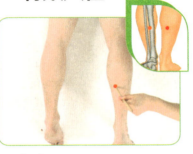

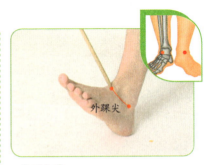

外踝尖

承山（足太阳膀胱经）

标准定位

在小腿后区，委中与昆仑之间，当伸直小腿时，腓肠肌两肌腹下出现的尖角凹陷处。

快速取穴

俯卧位，下肢伸直或足跟上提，腓肠肌部出现人字纹，在其下可触及一处凹陷，按压有酸胀感。

解溪（足阳明胃经）

标准定位

在足背与小腿交界处的横纹中央凹陷处，姆长伸肌腱与趾长伸肌腱之间。

快速取穴

正坐，屈足背，与外踝尖齐平，在姆长伸肌腱与趾长伸肌腱之间的凹陷中，按压有酸胀感。

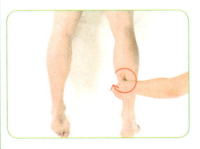

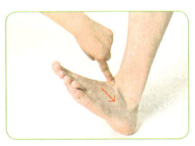

操作方法

◎ 灸法：艾炷灸5～9壮，或者艾条灸5～10分钟。

◎ 按摩法：以手指的指腹或指节按压穴位，并做圈状按摩，左右两腿分别按压5～10秒钟，按压2～3次。

操作方法

◎ 灸法：艾炷灸3～5壮，或者艾条灸10～15分钟。

◎ 按摩法：以手指的指腹或指节按压穴位。

昆仑（足太阳膀胱经）

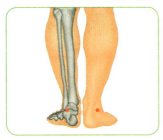

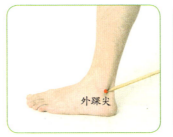

外踝尖

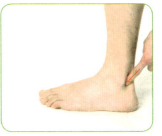

标准定位

在踝区，外踝尖与跟腱之间的凹陷处。

快速取穴

侧坐，在踝区，外踝尖与脚踝后大筋之间的凹陷处，按压有酸胀感。

操作方法

◎ 灸法：艾炷灸5～9壮，或者艾条灸5～10分钟。

◎ 按摩法：以手指的指腹或指节按压穴位。

丰隆（足阳明胃经）

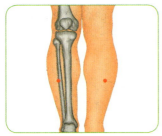

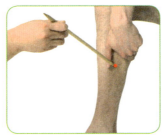

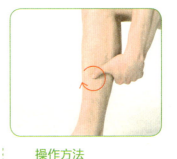

标准定位

在小腿外侧，外踝尖上8寸，胫骨前肌外缘2横指（中指）处。

快速取穴

坐位，屈膝，先确定犊鼻的位置，再取犊鼻与外踝尖连线的中点，在腓骨略前方肌肉丰满处，按压有沉重感。

操作方法

◎ 灸法：艾炷灸3～5壮，或者艾条灸5～10分钟。

◎ 按摩法：以拇指指腹按压穴位，并做圈状按摩。

其他的按摩方法

● 被按摩者仰卧，按摩者双手拇指与其余四指相对拿揉下肢前侧，由上向下反复操作3～5次。

● 按摩者先用手掌由上向下直推被按摩者下肢前侧及两侧，反复操作3～5次，然后点按足三里、丰隆各2～3分钟。

● 按摩者用肘尖点按被按摩者的环跳、承扶各1分钟。

● 按摩者用拇指指腹点按被按摩者的足三里、委中、承山，每穴每次1～2分钟。

● 先用拇指指尖点按解溪，然后分别捏拿跟腱两侧的昆仑、太溪，捏拿动作反复操作2～3分钟。

● 手握空拳或用按摩槌叩击下肢前面和外侧，由上向下，反复操作5次。

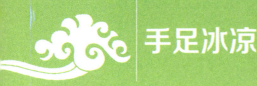

手足冰凉

可以吃什么

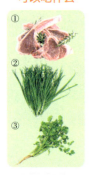

① 羊肉
② 韭菜
③ 香菜

传世小偏方

四红补血粥

取红豆、花生、紫米、红枣各20克。将所有材料洗干净，红豆和紫米浸泡3～4小时。往锅中加水，放入全部材料，水开后转中小火煮50分钟即可。

特效穴位

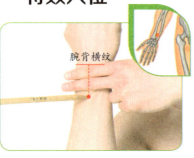

外关（手少阳三焦经）

标准定位

在前臂后区，阳池与肘尖的连线上，腕背横纹上2寸，尺骨与桡骨之间。

快速取穴

抬上臂，从腕背横纹中点直上量2横指，在前臂尺骨与桡骨间隙中点，与内关相对。

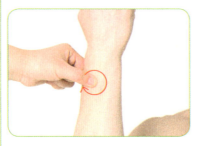

操作方法

◎ 灸法：艾炷灸3～5壮，或者艾条灸5～10分钟。

◎ 按摩法：以拇指指腹按压穴位，并做圈状按摩。按摩时应左右手交替进行，每次5秒钟，反复操作10次。

血海（足太阴脾经）

标准定位

在股前区，髌底内侧端上2寸，股内侧肌隆起处。

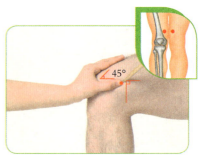

快速取穴

侧坐，屈膝90°，左手掌心对准右髌骨中央，手掌覆于膝盖上，拇指与其他四指约成45°，拇指指尖所指处即本穴。

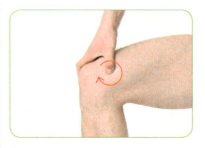

操作方法

◎ 灸法：艾炷灸5～9壮，或者艾条灸5～10分钟。

◎ 按摩法：竖起拇指，手掌做覆盖膝盖状，以拇指指腹按压穴位，并做圈状按摩。

手三里（手阳明大肠经）

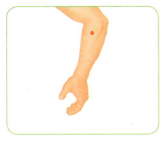
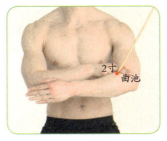
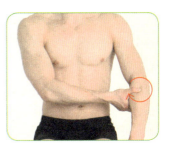

标准定位

在前臂背面桡侧，阳溪与曲池的连线上，肘横纹下2寸处。

快速取穴

侧腕屈肘，先确定阳溪与曲池的位置，再从曲池沿阳溪与曲池的连线向下量2横指。

操作方法

◎ 按摩法：以手握住对侧的手臂，以拇指指腹按压并做圈状按摩，反复4～5次，不要过于用力。

足三里（足阳明胃经）

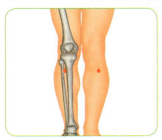
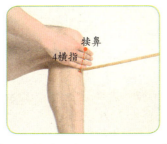
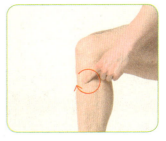

标准定位

在小腿外侧，犊鼻下3寸，犊鼻与解溪的连线上。

快速取穴

坐位，屈膝，取犊鼻，自犊鼻向下量4横指（3寸）处，按压有酸胀感。

操作方法

◎ 灸法：艾炷灸3～5壮，或者艾条灸5～10分钟。
◎ 按摩法：以手指的指腹或指节按压穴位，做圈状按摩。

其他的按摩方法

● 被按摩者取仰卧位，按摩者一手托住被按摩者的腕部，另一手拇指与其余四指相对用力，沿被按摩者的经脉循行路线拿揉其上肢肌肉，由肩关节至腕关节，反复操作4～6次。

● 按摩者用拇指指腹点按被按摩者的曲池、手三里、内关、神门、合谷、劳宫，每穴每次1分钟，逐渐用力，以被按摩者局部有酸、胀、麻感为宜。

● 按摩者拇指和食指相对用力，分别捻揉被按摩者的五指，之后用拇指、食指依次拔伸其指关节，反复操作3次，注意勿用力过猛。

● 按摩者用拇指指腹或筷子点按被按摩者的血海、足三里、三阴交，每穴每次2分钟。

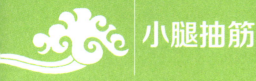

小腿抽筋

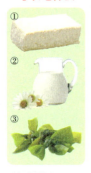

① 豆腐
② 牛奶
③ 海带

传世小偏方

牛奶蜂蜜方

将牛奶250毫升、蜂蜜100克混合煮沸，每天晚上睡觉前服一次，可缓解因受凉引起的小腿抽筋。

特效穴位

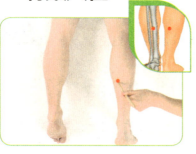

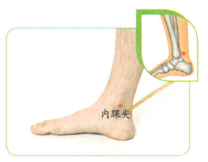

承山（足太阳膀胱经）

标准定位

在小腿后区，委中与昆仑之间，当伸直小腿时，腓肠肌两肌腹下出现的尖角凹陷处。

快速取穴

俯卧位，下肢伸直或足跟上提，腓肠肌部出现人字纹，在其下可触及一处凹陷，按压有酸胀感。

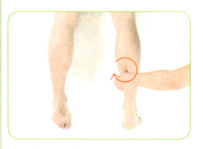

操作方法

◎ 灸法：艾炷灸5～9壮，或者艾条灸5～10分钟。

◎ 按摩法：以手指的指腹或指节按压穴位，并做圈状按摩，左右两腿分别按压5～10秒钟，按压2～3次。

太溪（足少阴肾经）

标准定位

在踝区，内踝尖与跟腱之间的凹陷处。

快速取穴

坐位或仰卧位，由内踝尖向后推至与跟腱之间的凹陷处，大致在内踝尖与跟腱之间的中点处，按压有酸胀感。

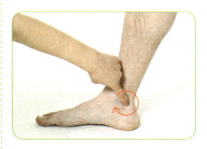

操作方法

◎ 灸法：艾炷灸3～5壮，或者艾条灸5～10分钟。

◎ 按摩法：以手指的指腹或指节按压穴位，并做圈状按摩。

承筋（足太阳膀胱经）

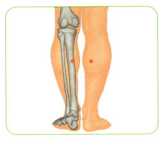
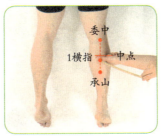
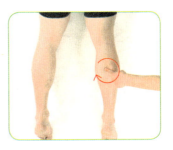

标准定位

在小腿后区，腘横纹下5寸，腓肠肌两肌腹之间。

快速取穴

俯卧位，大致在委中与承山的连线中点下1横指处，按压有酸胀感。

操作方法

◎ 按摩法：以手指的指腹或指节按压穴位，并做圈状按摩。

昆仑（足太阳膀胱经）

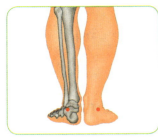
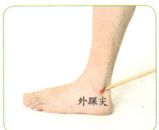
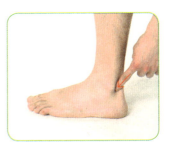

标准定位

在踝区，外踝尖与跟腱之间的凹陷处。

快速取穴

侧坐，在踝区，外踝尖与脚踝后大筋之间的凹陷处，按压有酸胀感。

操作方法

◎ 灸法：艾炷灸5～9壮，或者艾条灸5～10分钟。
◎ 按摩法：以手指的指腹或指节按压穴位。

其他的按摩方法

● 当抽筋急性发作时，被按摩者取俯卧位，按摩者用拇指以重手法弹拨承山，以被按摩者能耐受为度，每次2～3分钟。

● 按摩者双手握空拳或用木槌交替叩击被按摩者小腿肚的飞扬、承筋、承山，以被按摩者能耐受为度，每穴每次2分钟。

● 按摩者一手拇指和食指相对用力，捏揉被按摩者跟腱两侧的昆仑和太溪，每穴每次1分钟，之后用拇指弹拨跟腱1分钟，反复操作3～5次。

● 取坐位，伸直抽筋的小腿，用双手紧握前脚掌，使脚掌尽量翘起，坚持2～3分钟。

● 首先，旋转踝关节，顺时针、逆时针各一圈，反复操作5次；然后，将小腿折向大腿方向，用力应稍重，将臀部坐在脚掌上，使脚掌翘到最大角度。

晕车

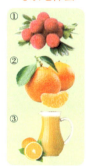

①杨梅
②橘子
③橙汁

传世小偏方

风油精止晕方

　　在乘车途中，可将风油精擦于太阳或风池，也可滴两滴风油精于肚脐眼处，并用伤湿止痛膏敷盖。

特效穴位

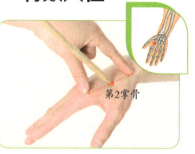

第2掌骨

合谷（手阳明大肠经）

标准定位

　　在手背，第1、2掌骨间，第2掌骨桡侧的中点处。

快速取穴

　　在手背，第2掌骨桡侧的中点处，按压有酸胀感。

其他功效

　　镇静止痛，通经活络。

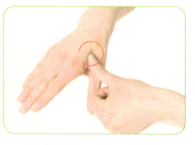

操作方法

◎ 灸法：米粒灸8～9壮，或者艾条灸10～20分钟。

◎ 按摩法：以拇指指腹向下用力按压并做圈状按摩，反复4～5次。

◎ 特别说明：本穴为原穴。

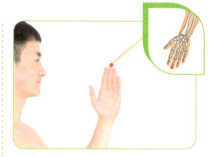

中冲（手厥阴心包经）

标准定位

　　在中指末节尖端中央。

快速取穴

　　仰掌，微屈指，在中指末节尖端中央，距离指甲游离缘0.1寸。

其他功效

　　回阳救逆，醒神通络。

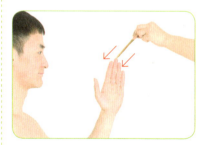

操作方法

◎ 灸法：艾条灸5～10分钟。

◎ 按摩法：用指尖或棒状物按压穴位。

◎ 特别说明：本穴为井穴。

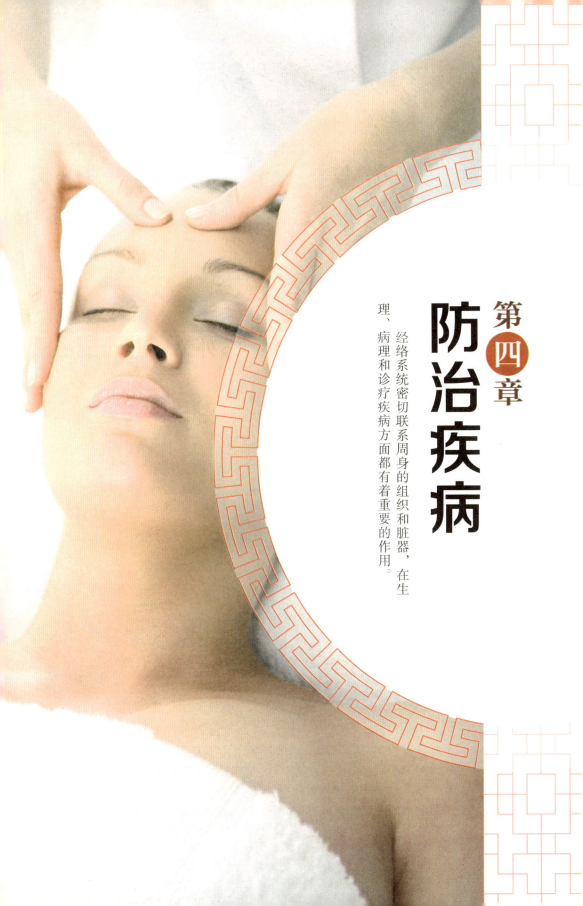

第四章 防治疾病

经络系统密切联系周身的组织和脏器，在生理、病理和诊疗疾病方面都有着重要的作用。

可以吃什么

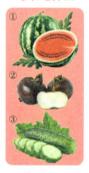

①西瓜
②荸荠
③黄瓜

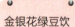

金银花绿豆饮
取绿豆15克，金银花10克。将金银花和绿豆以水煎汤。每日1剂，分2次服用。适用于流行性感冒。

特效穴位

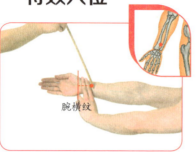

腕横纹

内关（手厥阴心包经）

标准定位

在前臂前区，曲泽与大陵的连线上，腕横纹上2寸，掌长肌腱与桡侧腕屈肌腱之间。

快速取穴

伸臂，露出掌心，微屈腕，从腕横纹上量2横指，在掌长肌腱与桡侧腕屈肌腱之间的凹陷中，按压有酸胀感。

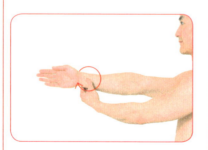

操作方法

◎ 灸法：艾炷灸5～7壮，或者艾条灸5～10分钟。

◎ 按摩法：用拇指指腹在两筋的凹陷处用力按压，可同时做圈状按摩。

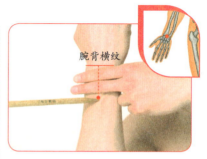

腕背横纹

外关（手少阳三焦经）

标准定位

在前臂后区，阳池与肘尖的连线上，腕背横纹上2寸，尺骨与桡骨之间。

快速取穴

抬上臂，从腕背横纹中点直上量2横指，在前臂尺骨与桡骨间隙中点，与内关相对。

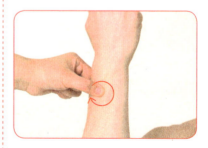

操作方法

◎ 按摩法：以拇指指腹按压穴位，并做圈状按摩。按摩时应左右手交替进行，每次5秒钟，反复操作10次。按摩前可以先用毛巾热敷，以提高按摩效果。

合谷（手阳明大肠经）

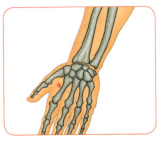
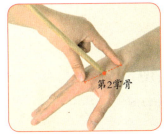
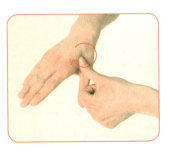

标准定位

在手背，第1、2掌骨间，第2掌骨桡侧的中点处。

快速取穴

在手背，第2掌骨桡侧的中点处，按压有酸胀感。

操作方法

◎ 按摩法：以拇指指腹向下用力按压并做圈状按摩，反复4～5次。

迎香（手阳明大肠经）

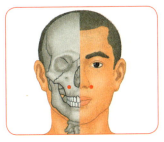
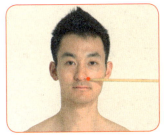
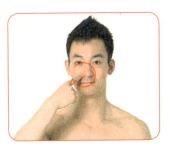

标准定位

在面部，鼻翼外缘中点旁，鼻唇沟中。

快速取穴

正坐位，用手指从鼻翼沿鼻唇沟向上推，至鼻唇沟中点处可触及一处凹陷，按之有酸胀感。

操作方法

◎ 按摩法：用指腹按压穴位，并做圈状按摩，施力方向略朝中间。

◎ 特别说明：本穴不灸。

其他的按摩方法

- 按摩者双手中指指腹按揉被按摩者的印堂30次。
- 按摩者用拇指和食指拿按被按摩者的内关、外关，用力要稍重。
- 按摩者拿捏被按摩者的风池、肩井，按揉其中府、风门、风池、肺俞，每穴2分钟。
- 按摩者用力按揉、击打被按摩者的上背部1～2分钟。
- 按摩者将手张开成爪形，从被按摩者前发际向后发际做梳头动作10次。
- 双手五指并拢，沿鼻翼两侧从前发际向下颌摩擦，自上而下反复20次。
- 双手中指指腹按压迎香、风池，每穴3分钟。

哮喘

特效穴位

可以吃什么

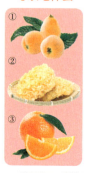

①枇杷
②银耳
③橙子

传世小偏方

百合枇杷茶

取鲜百合、枇杷、莲藕各30克，红糖适量。将莲藕洗净切片，枇杷去核，与百合、藕片同煎取汁，调入适量红糖即可。代茶频饮，具有润燥、止咳的功效。

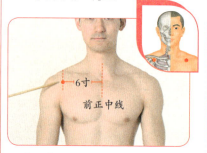

6寸
前正中线

中府（手太阴肺经）

标准定位

在胸部，横平第1肋间隙，锁骨下窝外侧，前正中线旁开6寸处。

快速取穴

正坐位，两手叉腰，取锁骨外端下方凹陷处的云门，从云门直下1寸，横平第1肋间隙，前正中线旁开6寸，按压有酸胀感。

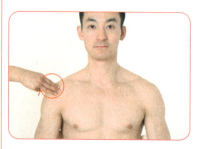

操作方法

◎ 灸法：艾炷灸3～5壮，或者艾条灸5～15分钟。

◎ 按摩法：右手食指、中指、无名指并拢，向外顺时针揉按左胸中府1～3分钟后，换左手进行（也可由他人代为按摩）。

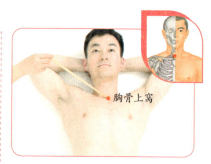

胸骨上窝

天突（任脉）

标准定位

在颈部，前正中线上，胸骨上窝中央。

快速取穴

仰卧位，在前正中线上，两锁骨中间，胸骨上窝中央。

其他功效

宽胸理气，化痰利咽。

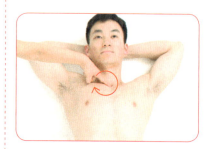

操作方法

◎ 灸法：艾炷灸3～7壮。

◎ 按摩法：以手指的指腹或指节按压穴位，并做圈状按摩。此穴靠近喉咙，按压时要避免因用力过度而造成呼吸困难。

缺盆（足阳明胃经）

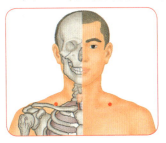

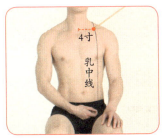

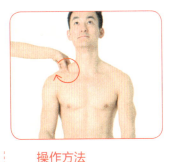

标准定位

在锁骨上窝中央，前正中线旁开4寸处。

快速取穴

正坐位，在乳中线上，锁骨上窝中点处，按压有酸痛感。

操作方法

◎ 灸法：艾炷灸3～5壮，或者艾条灸5～10分钟。
◎ 按摩法：以手指的指腹或指节按压穴位，并做圈状按摩。

孔最（手太阴肺经）

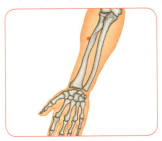

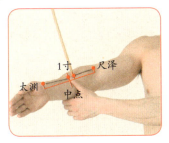

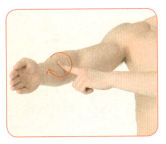

标准定位

在前臂掌面桡侧，尺泽与太渊连线上，腕横纹上7寸处。

快速取穴

伸臂，侧掌，在尺泽与太渊连线的中点上1寸处取穴。

操作方法

◎ 按摩法：用食指指腹揉按，每次左右手各揉按1～3分钟。

其他的按摩方法

● 被按摩者取坐位，按摩者站在被按摩者背后，用牛角按摩器按压被按摩者的大椎，以被按摩者感到酸胀为宜。

● 按摩者用手指的指腹用力按压被按摩者的侠白、曲池、合谷，各3分钟，直至被按摩者感到酸胀。

● 按摩者以拇指用力按压被按摩者的中府，其余四指顺势握住其肩部。按压穴位时，按摩者会感到有一个硬结，按摩者可轻轻按揉，以缓解严重的呼吸困难。

● 按摩者沿着被按摩者背部脊柱两端，自上而下用力摩擦，直至被按摩者皮肤发红。

可以吃什么

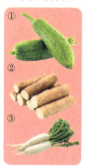

①丝瓜
②山药
③白萝卜

传世小偏方

丝瓜藤饮

取鲜丝瓜藤100克（或干品50克），加水煎，取浓汁。早晚各1次，代茶饮，可缓解急慢性支气管炎的症状。

特效穴位

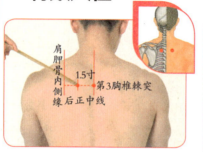

肺俞（足太阳膀胱经）

标准定位

在背部脊柱区，第3胸椎棘突下缘，后正中线旁开1.5寸处。

快速取穴

坐位，先由颈背交界处椎骨的最高点（第7颈椎棘突）向下数3个棘突（第3胸椎棘突），引一条垂线，再从肩胛骨内侧缘引一条垂线，两条垂线之间过第3胸椎棘突下缘的水平线段的中点处即肺俞。

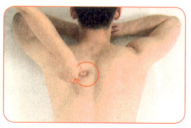

操作方法

◎ 灸法：艾炷灸3～5壮，或者艾条灸5～10分钟。

◎ 按摩法：俯卧位，以手指的指腹或指节按压穴位，并做圈状按摩。

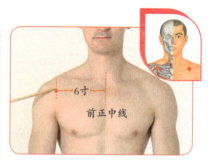

中府（手太阴肺经）

标准定位

在胸部，横平第1肋间隙，锁骨下窝外侧，前正中线旁开6寸处。

快速取穴

正坐位，两手叉腰，取锁骨外端下方凹陷处的云门，从云门直下1寸，横平第1肋间隙，前正中线旁开6寸，按压有酸胀感。

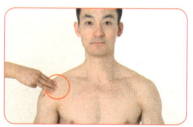

操作方法

◎ 灸法：艾炷灸3～5壮，或者艾条灸5～15分钟。

◎ 按摩法：右手食指、中指、无名指并拢，向外顺时针揉按左胸中府1～3分钟后，换左手进行（也可由他人代为按摩）。

尺泽（手太阴肺经）

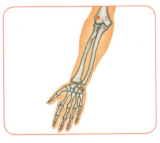

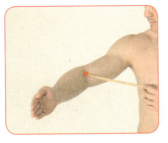

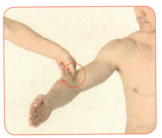

标准定位

在肘区，肘横纹上，肱二头肌腱桡侧缘凹陷中。

快速取穴

侧掌，微屈肘，在肘横纹上，肱二头肌腱桡侧缘凹陷中。

操作方法

◎ 按摩法：拇指微屈，用指腹揉按，每次左右各1～3分钟。

列缺（手太阴肺经）

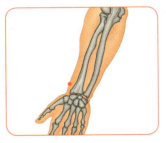

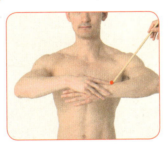

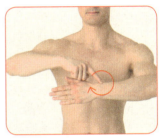

标准定位

在桡骨茎突上方，腕横纹上1.5寸，肱桡肌与拇长展肌腱之间。

快速取穴

左右两手虎口交叉，一手食指压在另一手的桡骨茎突上，食指尖到达之处即列缺。

操作方法

◎ 按摩法：用食指指腹揉按该穴位，每次左右手各揉按1～3分钟。

其他的按摩方法

- 按摩者一手握住被按摩者的手腕，另一只手的掌心自上而下循经摩擦被按摩者的上肢，重复1～3分钟。
- 按摩者以单手掌根顺时针按揉被按摩者的大椎3～5分钟。
- 按摩者以单手中指指腹按揉被按摩者的肺俞，至被按摩者有酸痛感即可。
- 按摩者单手四指（除拇指外）并拢放于被按摩者的剑突旁，沿肋分推，注意分推时力度要适中，每次1～3分钟。
- 用按摩棒或中指按揉膻中，按揉时力度要适中，每次2分钟。
- 双手重叠，掌心朝内，放于上腹部，做顺时针摩动，摩动时力度要适中，每次2分钟，以感觉发热为宜。

特效穴位

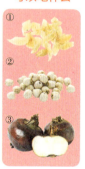

可以吃什么

可以吃什么
① ② ③

①百合
②莲子
③荸荠

传世小偏方

大蒜白及粥

取白及粉10克，大蒜30克，粳米100克。将大蒜去皮，放入沸水中煮2分钟捞出；将粳米加入蒜水中，煮至米开花，加入白及粉煮至粥熟。每日早晚温服，10～15日为1个疗程。

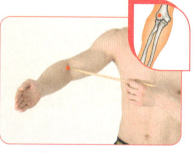

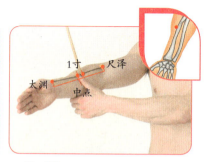

尺泽（手太阴肺经）

标准定位

在肘区，肘横纹上，肱二头肌腱桡侧缘凹陷中。

快速取穴

侧掌，微屈肘，在肘横纹上，肱二头肌腱桡侧缘凹陷中。

其他功效

肃降肺气，滋阴润肺。

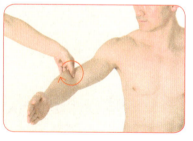

操作方法

◎ 灸法：隔姜灸3～5壮，或者温和灸10～20分钟。

◎ 按摩法：拇指微屈，用指腹揉按，每次左右各1～3分钟。

◎ 特别说明：本穴为合穴。不宜采用瘢痕灸，以免影响关节屈伸。

孔最（手太阴肺经）

标准定位

在前臂掌面桡侧，尺泽与太渊连线上，腕横纹上7寸处。

快速取穴

伸臂，侧掌，在尺泽与太渊连线的中点上1寸处取穴。

其他功效

清热止血，润肺理气。

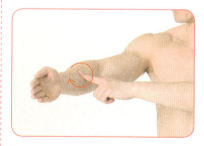

操作方法

◎ 灸法：艾炷灸或温针灸3～5壮，或者艾条灸10～20分钟。

◎ 按摩法：用食指指腹揉按，每次左右手各揉按1～3分钟。

◎ 特别说明：本穴为郄穴。

特效穴位

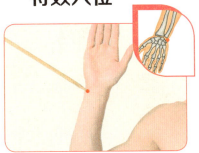

神门（手少阴心经）

标准定位

在腕掌侧远端横纹尺侧端，尺侧腕屈肌腱的桡侧缘。

快速取穴

仰掌，在尺侧腕屈肌腱的桡侧，腕掌侧远端横纹上，按压有酸痛感。

其他功效

宁心安神，通经活络。

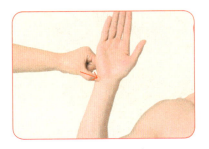

操作方法

◎ 灸法：艾炷灸1～3壮，或者艾条灸5～15分钟。

◎ 按摩法：以拇指指腹或指节按压穴位30秒。

通里（手少阴心经）

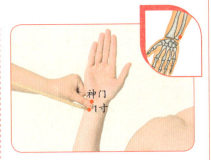

标准定位

在前臂前区，腕掌侧远端横纹上1寸，尺侧腕屈肌腱的桡侧缘。

快速取穴

坐位，仰掌，在前臂前区，尺侧腕屈肌腱的桡侧缘，神门与少海的连线上，神门上1寸处。

其他功效

改善头痛目眩、月经量多。

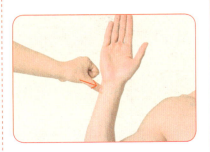

操作方法

◎ 灸法：艾炷灸1～3壮，或者艾条灸5～10分钟。

◎ 按摩法：以手指的指腹或指节按压穴位，也可同时做圈状按摩。

可以吃什么

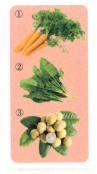

①胡萝卜
②菠菜
③桂圆

传世小偏方

桂圆肉糯米粥

取桂圆肉20克，糯米60克，冰糖适量。将桂圆肉与洗净的糯米共置砂锅内煮粥，熟后调入冰糖食用。每日1剂，分2～3次服食。

冠心病

可以吃什么

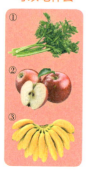

① 芹菜
② 苹果
③ 香蕉

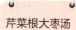

传世小偏方

芹菜根大枣汤
取芹菜根5个，大枣10枚。将芹菜根和大枣水煎取汤。食枣饮汤，每日1次。适用于冠心病调养。

特效穴位

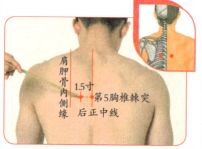

心俞（足太阳膀胱经）

标准定位
在背部脊柱区，第5胸椎棘突下缘，后正中线旁开1.5寸处。

快速取穴
坐位，两侧肩胛骨下角水平连线与后正中线的交点处为第7胸椎棘突，先向上数2个棘突（第5胸椎棘突），引一条垂线，再从肩胛骨内侧缘引一条垂线，两条垂线之间过第5胸椎棘突下缘的水平线段的中点处即心俞，按压有酸胀感。

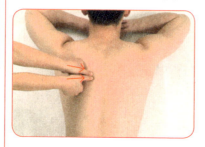

操作方法
◎ 按摩法：被按摩者取俯卧位，按摩者以两手拇指指腹同时稍用力按压。

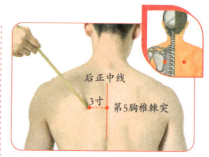

神堂（足太阳膀胱经）

标准定位
在背部脊柱区，第5胸椎棘突下缘，后正中线旁开3寸处。

快速取穴
坐位，在背部脊柱区，两侧肩胛骨下角水平连线与后正中线的交点处为第7胸椎棘突，先向上数2个棘突（第5胸椎棘突），再旁开量4横指，横平心俞，按压有酸胀感。

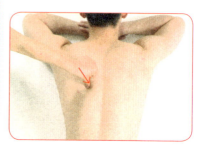

操作方法
◎ 灸法：艾炷灸3～5壮，或者艾条灸5～15分钟。
◎ 按摩法：被按摩者俯卧，按摩者以拇指指腹稍微用力揉压。

膏肓（足太阳膀胱经）

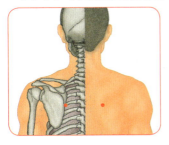

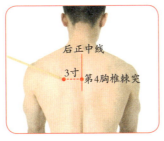

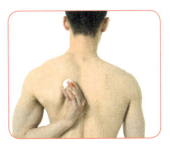

标准定位

在背部脊柱区，第4胸椎棘突下缘，后正中线旁开3寸处。

快速取穴

坐位，在背部脊柱区，两侧肩胛骨下角水平连线与后正中线的交点处为第7胸椎棘突，先向上数3个棘突（第4胸椎棘突），再旁开量4横指。

操作方法

◎ 灸法：艾炷灸3～5壮，或者艾条灸5～10分钟。

◎ 按摩法：取俯卧位或坐位，以球状物稍微用力揉压。

厥阴俞（足太阳膀胱经）

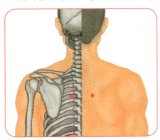

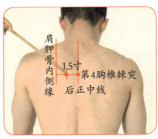

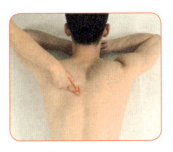

标准定位

在背部脊柱区，第4胸椎棘突下缘，后正中线旁开1.5寸处。

快速取穴

坐位，两侧肩胛骨下角水平线与后正中线的交点处为第7胸椎棘突，先向上数3个棘突（第4胸椎棘突），引一条垂线，再从肩胛骨内侧缘引一条垂线，两条垂线之间过第4胸椎棘突下缘的水平线段的中点处即厥阴俞。

操作方法

◎ 按摩法：被按摩者俯卧，按摩者将手指并拢，以指尖轻轻刺激穴位，也可用拇指指腹稍微用力揉压本穴，达到促进血液循环的效果。

其他的按摩方法

● 按摩者用手指沿被按摩者背部正中的督脉如至阳、中枢、悬枢等，拿捏、按压，从上向下，反复3次。

● 按摩者用拇指指腹按压被按摩者的极泉、内关，每穴每次3分钟，以被按摩者感到酸胀为宜。

心力衰竭

（注：心力衰竭属于重症疾病，虽说按摩功效不大，但我们日常可以通过按摩来提升心脏功能，起到预防保健作用。）

特效穴位

可以吃什么

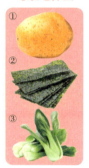

①土豆
②海苔
③上海青

传世小偏方

茶树老根茶

取茶树老根30克，黄酒适量。将茶树老根加清水煎煮取汁，加入黄酒调匀后再煮片刻。睡前1次饮用或分2次饮用。适于充血性心力衰竭的保健。

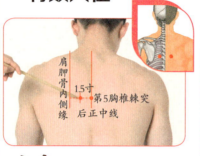

心俞（足太阳膀胱经）

标准定位

在背部脊柱区，第5胸椎棘突下缘，后正中线旁开1.5寸处。

快速取穴

坐位，两侧肩胛骨下角水平连线与后正中线的交点处为第7胸椎棘突，先向上数2个棘突（第5胸椎棘突），引一条垂线，再从肩胛骨内侧缘引一条垂线，两条垂线之间过第5胸椎棘突下缘的水平线段的中点处即心俞，按压有酸胀感。

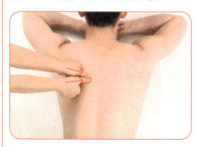

操作方法

◎ 按摩法：被按摩者取俯卧位，按摩者以两手拇指指腹同时稍用力按压。

◎ 特别说明：本穴为背俞穴。

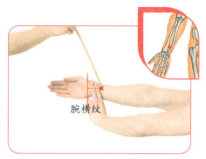

内关（手厥阴心包经）

标准定位

在前臂前区，曲泽与大陵的连线上，腕横纹上2寸，掌长肌腱与桡侧腕屈肌腱之间。

快速取穴

伸臂，露出掌心，微屈腕，从腕横纹上量2横指，在掌长肌腱与桡侧腕屈肌腱之间的凹陷中，按压有酸胀感。

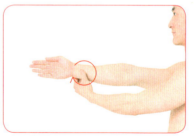

操作方法

◎ 灸法：艾炷灸5～7壮，或者艾条灸5～10分钟。

◎ 按摩法：用拇指指腹在两筋的凹陷处用力按压，可同时做圈状按摩。

神门（手少阴心经）

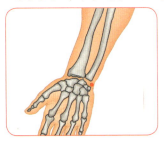
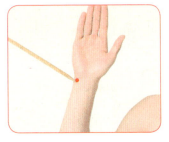
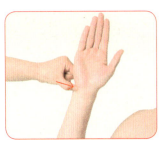

标准定位

在腕掌侧远端横纹尺侧端，尺侧腕屈肌腱的桡侧缘。

快速取穴

仰掌，在尺侧腕屈肌腱的桡侧，腕掌侧远端横纹上，按压有酸痛感。

操作方法

◎ 按摩法：以拇指指腹或指节按压穴位30秒。

中泉（经外奇穴）

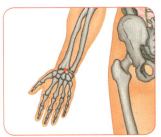
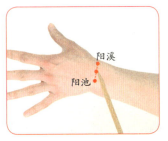
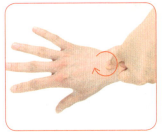

标准定位

在前臂，腕背侧远端横纹上，指总伸肌腱桡侧的凹陷中。

快速取穴

坐位，伏掌，在腕背侧远端横纹上，阳溪与阳池连线中点处，指总伸肌腱桡侧的凹陷中。

操作方法

◎ 按摩法：以手指的指腹或指节按压穴位，并做圈状按摩。

其他的按摩方法

● 按摩者一手固定被按摩者的手部，另一手按摩被按摩者的内关、合谷、神门、中冲、少冲等对心力衰竭有效的穴位，可以采用指压或其他方法施以较强的刺激。

● 按摩者一手抬起被按摩者的手腕，另一手以拇指指尖点按被按摩者的中泉。

● 被按摩者取坐位，按摩者站在被按摩者的背后，其余四指固定在其背部，用拇指指腹按揉其心俞2～3分钟。

● 坐在椅子上，将两手的中指叠放于巨阙上。呼气时默念"1、2、3"，用力按揉穴位；吸气时默念"4、5、6"，减轻压力。反复做5～6次。

● 两手中指叠放在膻中上，挺胸的同时按压穴位。吸气时默念"1、2、3"，挺胸，用力按压穴位；呼气时默念"4、5、6"，减轻压力。反复做5～6次。

心绞痛

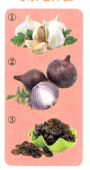

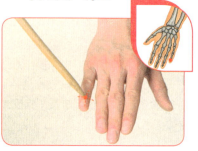

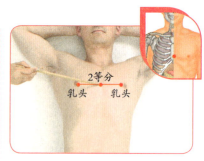

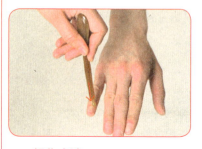

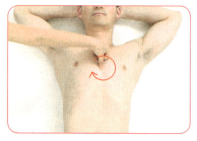

可以吃什么

① 大蒜
② 洋葱
③ 黑木耳

传世小偏方

银杏叶茶
　　取银杏叶
5克。将银杏
叶洗净切碎，
放入茶杯中，
用沸水闷泡半
小时。每日饮
1次。

特效穴位

少冲（手少阴心经）

标准定位
　　在小拇指末节桡侧，指甲根角侧上方0.1寸处。

快速取穴
　　俯掌，伸指，在小拇指指甲底部与小拇指桡侧缘引线（掌背交界线）的交点处。

操作方法
◎ 灸法：艾炷灸3～5壮，或者艾条灸5～10分钟。
◎ 按摩法：以指尖或棒状物按摩本穴，或者用拇指和食指捏住小拇指两侧，向小拇指指甲方向稍用力揉捏，间接刺激本穴。

膻中（任脉）

标准定位
　　在胸部，前正中线上，横平第4肋间隙。

快速取穴
　　仰卧位，男性于胸骨中线与两乳头连线的交点处定取；女性则于胸骨中线平第4肋间隙处定取。

操作方法
◎ 灸法：艾炷灸3～7壮，或者艾条灸5～15分钟。
◎ 按摩法：以中指或拇指的指腹抵住穴位进行按压，并做圈状按摩。如果痛得很厉害，那么改为施灸更为有效。

内关（手厥阴心包经）

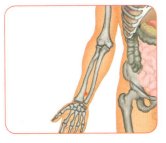

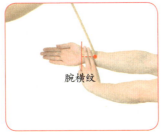

腕横纹

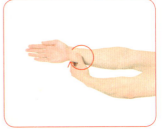

标准定位

在前臂前区，曲泽与大陵的连线上，腕横纹上2寸，掌长肌腱与桡侧腕屈肌腱之间。

快速取穴

伸臂，露出掌心，微屈腕，从腕横纹上量2横指，在掌长肌腱与桡侧腕屈肌腱之间的凹陷中，按压有酸胀感。

操作方法

◎ 灸法：艾炷灸5～7壮，或者艾条灸5～10分钟。

◎ 按摩法：用拇指指腹在两筋的凹陷处用力按压，拇指可同时做圈状按摩。

至阳（督脉）

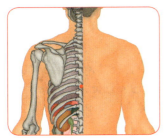

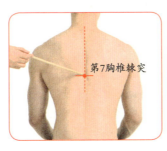

第7胸椎棘突

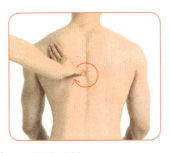

标准定位

在背部脊柱区，后正中线上，第7胸椎棘突下缘凹陷中。

快速取穴

俯卧位或正坐位，两侧肩胛骨下角连线与后正中线的交点处为第7胸椎棘突，其下缘凹陷处为至阳。

操作方法

◎ 灸法：直接灸或隔姜灸3～7壮。

◎ 按摩法：以手指的指腹按压，并做圈状按摩。

其他的按摩方法

● 按摩者用拇指指腹或圆钝物按压被按摩者背部的至阳，每次3～5分钟，可反复按压，多数患者的心绞痛症状可得到缓解。

● 按摩者一手握住被按摩者脚的外上部，另一手将被按摩者脚背向内侧屈曲，左右交替进行数次，可用于心绞痛发作时的紧急抢救。

● 每日早晚，仰卧或坐在床上，全身放松，平缓呼吸，将一手的食指、中指和无名指并拢，按摩对侧腋窝100次。

可以吃什么

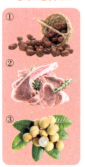

①大枣
②羊肉
③桂圆

传世小偏方

人参莲子饮
取人参、莲子各10克，冰糖适量。将所有材料用水煎煮，滤渣、取汁。吃莲子肉、饮汤，每日1次，连服3日。

特效穴位

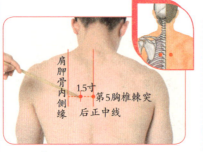

心俞（足太阳膀胱经）

标准定位
在背部脊柱区，第5胸椎棘突下缘，后正中线旁开1.5寸处。

快速取穴
坐位，两侧肩胛骨下角水平连线与后正中线的交点处为第7胸椎棘突，先向上数2个棘突（第5胸椎棘突），引一条垂线，再从肩胛骨内侧缘引一条垂线，两条垂线之间过第5胸椎棘突下缘的水平线段的中点处即心俞，按压有酸胀感。

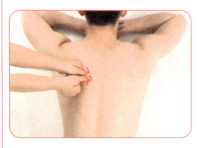

操作方法
◎ 按摩法：被按摩者取俯卧位，按摩者以两手拇指指腹同时稍用力按压。

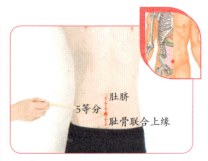

关元（任脉）

标准定位
在下腹部，脐中下3寸，前正中线上。

快速取穴
仰卧位，将耻骨联合上缘的中点和肚脐连线5等分，在上3/5与下2/5交界处取穴。

其他功效
培元固本，补益下焦。

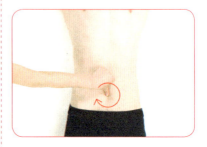

操作方法
◎ 灸法：艾炷灸3～7壮，或者艾条灸10～15分钟。
◎ 按摩法：以手指的指腹或指节按压穴位，并做圈状按摩。

气海（任脉）

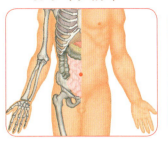

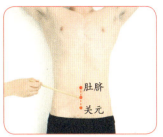

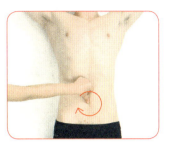

标准定位

在下腹部，前正中线上，脐中下1.5寸。

快速取穴

仰卧位，在关元与肚脐连线的中点处，按压有明显的酸胀感。

操作方法

◎ 按摩法：以指腹或指节按压穴位，并做圈状按摩。

百会（督脉）

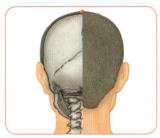

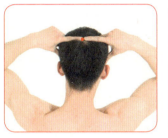

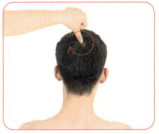

标准定位

在头部，前发际正中直上5寸处。

快速取穴

正坐位或仰卧位，在两耳尖连线与头部中线的交点处，用指尖按压有疼痛感。

操作方法

◎ 按摩法：用拇指做圈状按揉，以有酸胀、刺痛的感觉为宜。每次按揉1～3分钟。

其他的按摩方法

● 按摩者将手掌放在被按摩者的肚脐上方，进行顺时针、逆时针按摩，每次2分钟。

● 按摩者用拇指指腹按揉被按摩者的中脘、天枢、气海、三阴交和涌泉，每穴每次1～2分钟。

● 被按摩者取俯卧位，按摩者用手掌在被按摩者背部沿脊柱从上往下推，反复3次，也可借助按摩器反复按摩。

● 按摩者用拇指和食指、中指提捏被按摩者的脊柱两旁，从腰部向上至颈项部，反复10次。

● 按摩者用拇指指腹按揉被按摩者的膈俞、肝俞、脾俞，每穴每次2分钟。

● 取仰卧位，用掌心顺时针、逆时针按摩神阙及其周围，每次5分钟。

● 用拇指指腹按揉神门、内关、三阴交，每穴每次2分钟。

可以吃什么

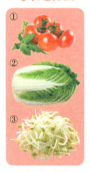

①西红柿
②大白菜
③黄豆芽

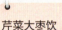

传世小偏方

芹菜大枣饮

取芹菜200克，大枣50克。将芹菜洗净切碎、大枣洗净，一起放入砂锅中，加4碗水，煮成1碗。汤料同食，连服6日。有助于清肝火、降血压。

特效穴位

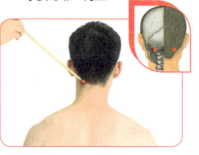

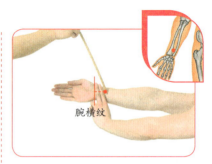

腕横纹

风池（足少阳胆经）

标准定位

在颈后区枕骨的下方，胸锁乳突肌上端与斜方肌上端之间的凹陷中。

快速取穴

坐位，在胸锁乳突肌上端与斜方肌上端之间的凹陷中，约与风府齐平，按压有酸胀感。

内关（手厥阴心包经）

标准定位

在前臂前区，曲泽与大陵的连线上，腕横纹上2寸，掌长肌腱与桡侧腕屈肌腱之间。

快速取穴

伸臂，露出掌心，微屈腕，从腕横纹上量2横指，在掌长肌腱与桡侧腕屈肌腱之间的凹陷中，按压有酸胀感。

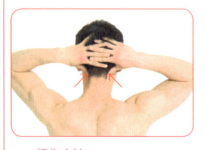

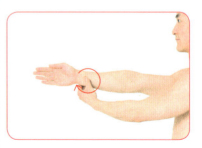

操作方法

◎ 灸法：艾条灸5～10分钟或天灸。
◎ 按摩法：自行按摩，将双手的拇指分别抵住两边穴位，其余手指包盖住头部，用力按压4～5次。

操作方法

◎ 灸法：艾炷灸5～7壮，或者艾条灸5～10分钟。
◎ 按摩法：用拇指指腹或指节在两筋的凹陷处用力按压，可同时做圈状按摩。

关元（任脉）

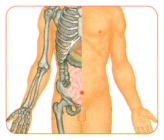

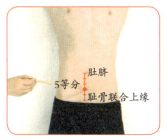

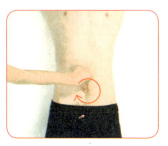

标准定位

在下腹部，脐中下3寸，前正中线上。

快速取穴

仰卧位，将耻骨联合上缘的中点和肚脐连线5等分，在上3/5与下2/5交界处取穴。

操作方法

◎ 灸法：艾炷灸3～7壮，或者艾条灸10～15分钟。

◎ 按摩法：以手指的指腹或指节按压穴位，并做圈状按摩。

阳溪（手阳明大肠经）

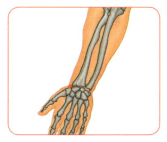

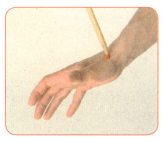

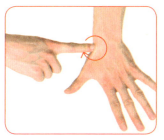

标准定位

在拇短伸肌腱与拇长伸肌腱之间的凹陷处。

快速取穴

在手腕背侧，当拇指伸直上翘时，在拇短伸肌腱和拇长伸肌腱之间有一处凹陷，按压有酸胀感。

操作方法

◎ 灸法：米粒灸3～5壮，或者艾条灸10～20分钟。

◎ 按摩法：用指腹按压穴位，并做圈状按摩。

其他的按摩方法

● 按摩者用双手提拿被按摩者的肩颈部肌肉，反复20次，至被按摩者感到酸胀。

● 被按摩者取仰卧位，按摩者将双手重叠，掌心放在被按摩者的肚脐上方，顺时针方向按摩，每次2分钟。

● 按摩者用双手拇指指腹按揉被按摩者的气海、曲池、三阴交和阳陵泉，每穴每次1～2分钟。

● 按摩者用单手食指、中指、无名指并拢摩擦被按摩者的涌泉，至其脚心发热。

● 按摩者用拇指按压或用按摩棒点按被按摩者的阳溪1分钟，力度宜重，但是注意不要损伤皮肤。

可以吃什么

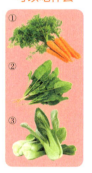

①胡萝卜
②菠菜
③上海青

传世小偏方

三花茶

取红花、菊花各20克，槐花15克。将以上3味中药用沸水冲泡，加盖闷5分钟即可。代茶饮，每日1剂。适用于脑卒中后遗症。

特效穴位

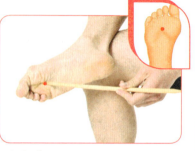

涌泉（足少阴肾经）

标准定位

在足底，屈足卷趾时足心最凹陷中。

快速取穴

坐位，卷足，在足心前面正中凹陷处的前方略可见足底肌肉组成的人字纹，涌泉就位于人字纹的交叉部分。身体不适时按压此穴会有疼痛感。

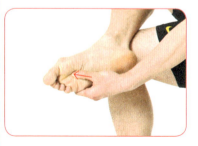

操作方法

◎ 灸法：艾条灸5～10分钟。
◎ 按摩法：用手抓住脚，以拇指按压穴位，反复数次。

囟会（督脉）

标准定位

在头顶部，前发际正中直上2寸处。

快速取穴

正坐位或仰卧位，在头顶部，从前发际向上量2横指，按压有痛感。

其他功效

宁神醒脑，清热消肿。

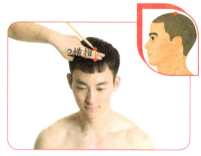

2横指

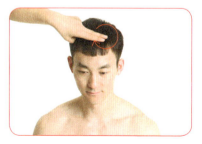

操作方法

◎ 灸法：温和灸5～10分钟。
◎ 按摩法：以指腹或指节按压穴位并做圈状按摩。

百会（督脉）

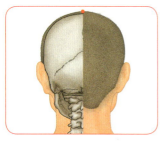

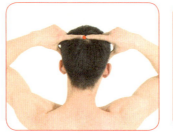

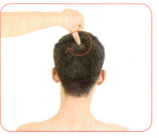

标准定位

在头部，前发际正中直上5寸处。

快速取穴

正坐位或仰卧位，在两耳尖连线与头部中线的交点处，用指尖按压有疼痛感。

操作方法

◎ 按摩法：用拇指做圈状按揉，以有酸胀、刺痛的感觉为宜。每次按揉1～3分钟。

太阳（经外奇穴）

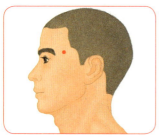

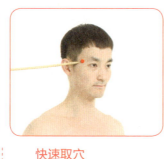

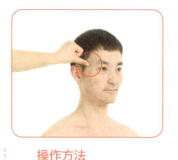

标准定位

在头部，眉梢与目外眦之间，向后1横指的凹陷处。

快速取穴

正坐位或侧坐位，在头部眉梢与目外眦之间，向后1横指的凹陷处。

操作方法

◎ 按摩法：以指腹或指节按压穴位，并做圈状按摩。

其他的按摩方法

● 被按摩者取坐位，按摩者用双手拇指指腹按揉被按摩者头部的印堂，用力要适中，每穴每次3分钟。

● 坚持梳头是预防脑卒中的一种简单易行的好办法。

● 被按摩者取俯卧位，按摩者用双手拿捏或按揉被按摩者肩颈部的斜方肌和督俞、膀胱俞、大肠俞、三焦俞，用力要稍重，以被按摩者感到酸胀为度。

● 被按摩者取坐位，按摩者用单手拇指指腹按揉被按摩者肩颈部的肌肉和肩井、天柱、哑门、风池，用力要适中，每穴每次3分钟。

● 按摩者用单手拇指指腹捏揉被按摩者上肢的肌肉和手三里、天府、内关、合谷，用力要稍重。

消化系统疾病
慢性胃炎

可以吃什么

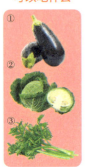

① 茄子
② 圆白菜
③ 芹菜

传世小偏方

大茴香方

取大茴香9克，绍兴酒适量。将大茴香洗净加绍兴酒煎煮，滤渣取汁。每日1～2剂，可行气暖胃，调中止呕，适用于慢性胃炎。

特效穴位

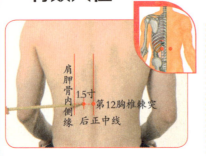

胃俞（足太阳膀胱经）

标准定位

在背部脊柱区，第12胸椎棘突下缘，后正中线旁开1.5寸处。

快速取穴

坐位，两侧髂嵴最高点的水平连线与后正中线的交点处为第4腰椎棘突，先向上数4个棘突（第12胸椎棘突），引一条垂线，再从肩胛骨内侧缘引一条垂线，两条垂线之间过第12胸椎棘突下缘的水平线段的中点处即胃俞。

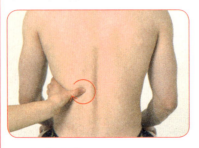

操作方法

◎ 灸法：艾炷灸3～5壮，或者艾条灸5～10分钟。

◎ 按摩法：以拇指指腹或指节按压，并做圈状按摩。

脾俞（足太阳膀胱经）

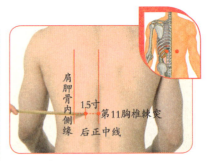

标准定位

在背部脊柱区，第11胸椎棘突下缘，后正中线旁开1.5寸处。

快速取穴

坐位，两侧肩胛骨下角水平连线与后正中线的交点处为第7胸椎棘突，先向下数4个棘突（第11胸椎棘突），引一条垂线，再从肩胛骨内侧缘引一条垂线，两条垂线之间过第11胸椎棘突下缘的水平线段的中点处即脾俞。

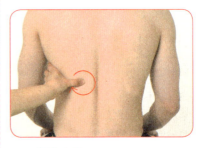

操作方法

◎ 灸法：艾炷灸5～7壮，或者艾条灸5～10分钟。

◎ 按摩法：以拇指指腹或指节按压，并做圈状按摩。

中脘（任脉）

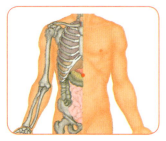

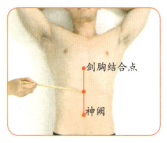

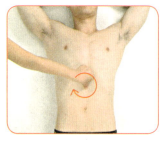

标准定位

在上腹部，脐中上4寸，前正中线上。

快速取穴

仰卧位，在上腹部，神阙（肚脐）与剑胸结合点连线的中点处，按压有酸胀感。

操作方法

◎ 按摩法：以拇指指腹按压穴位，并做圈状按摩。勿施力过重，以免压迫内脏。

足三里（足阳明胃经）

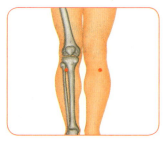

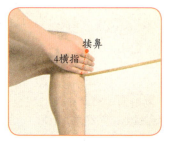

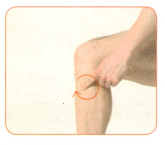

标准定位

在小腿外侧，犊鼻下3寸，犊鼻与解溪的连线上。

快速取穴

坐位，屈膝，取犊鼻，自犊鼻向下量4横指（3寸）处，按压有酸胀感。

操作方法

◎ 灸法：艾炷灸3～5壮，或者艾条灸5～10分钟。
◎ 按摩法：以手指的指腹或指节按压穴位，并做圈状按摩。

其他的按摩方法

● 被按摩者取仰卧位，按摩者双手摩擦变热以后将双手重叠，以掌心接触被按摩者的上腹胃脘部，顺时针摩擦，注意摩擦时用力要稍重，每次5分钟，以被按摩者感觉温热为宜。

● 按摩者用拇指指腹按压被按摩者的中脘、神阙、巨阙，每穴每次3分钟，以被按摩者感觉酸胀为宜。

● 按摩者将食指、中指、无名指、小拇指并拢，沿被按摩者的身体前正中线进行上下按摩，按摩时力度要适中，反复3分钟。

● 被按摩者取俯卧位，按摩者用拇指指腹按压被按摩者的肝俞、膈俞，按压时用力要稍重，每穴每次3分钟。

可以吃什么

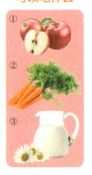

①苹果
②胡萝卜
③牛奶

传世小偏方

佛手柑粥

取小米50～100克，佛手柑10～15克，冰糖适量。将佛手柑洗净煎汤，去渣留汁，加入小米、冰糖煮粥。食之可健脾养胃，理气止痛，适用于胃痉挛。

特效穴位

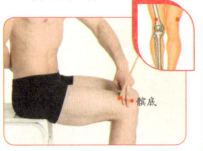

梁丘（足阳明胃经）

标准定位

在股前区，髌底上2寸，股外侧肌与股直肌肌腱之间。

快速取穴

屈膝，在大腿前面，髂前上棘与髌底外上缘的连线上，髌底上2横指处，按压有酸胀感。

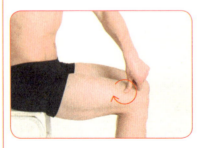

操作方法

◎灸法：艾炷灸3～5壮，或者艾条灸5～10分钟。

◎按摩法：以指腹或指节按压穴位，并做圈状按摩，每次左右各1～3分钟，用力宜适度。

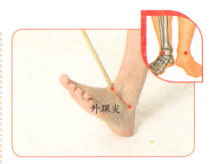

解溪（足阳明胃经）

标准定位

在足背与小腿交界处的横纹中央凹陷处，拇长伸肌腱与趾长伸肌腱之间。

快速取穴

正坐，足背屈，与外踝尖齐平，在拇长伸肌腱与趾长伸肌腱之间的凹陷中，按压有酸胀感。

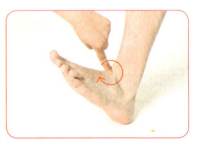

操作方法

◎灸法：艾炷灸3～5壮，或者艾条灸10～15分钟。

◎按摩法：以指腹或指节按压穴位，并做圈状按摩，每次左右各1～3分钟，用力应适度。

手三里（手阳明大肠经）

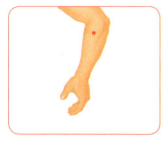

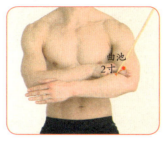

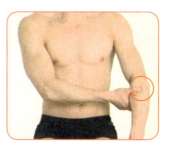

标准定位

在前臂背面桡侧，阳溪与曲池的连线上，肘横纹下2寸处。

快速取穴

侧腕屈肘，先确定阳溪与曲池的位置，再从曲池沿阳溪与曲池的连线向下量2横指。

操作方法

◎ 按摩法：以手握住对侧的手臂，以拇指指腹按压并做圈状按摩，反复4～5次，不要过于用力。

不容（足阳明胃经）

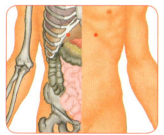

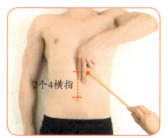

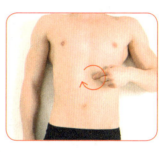

标准定位

在上腹部，脐中上6寸，前正中线旁开2寸处。

快速取穴

坐位，先从肚脐向上量2个4横指（6寸），再水平旁开2横指，按压有酸胀感。

操作方法

◎ 灸法：艾炷灸3～5壮，或者艾条灸5～10分钟。
◎ 按摩法：以指腹或指节按压穴位，并做圈状按摩。

其他的按摩方法

● 被按摩者取仰卧位或坐位，按摩者用拇指指腹按压被按摩者的足三里、三阴交，每穴每次3分钟，至被按摩者感到酸胀。

● 按摩者一手固定被按摩者的手臂，另一手用拇指指腹按压被按摩者的手三里，每次3分钟，至被按摩者感到酸胀。

● 按摩者将双手食指并拢，从被按摩者的梁门推至不容，按压时用力要稍重，配合被按摩者的呼吸，反复20次。

● 被按摩者俯卧，按摩者先屈肘，用肘关节尖端沿被按摩者的脊柱两侧按压肝俞、胆俞、脾俞、胃俞，每穴每次1分钟，然后沿其脊柱两侧自上而下反复推压5次，至其皮肤发红。

胃下垂

特效穴位

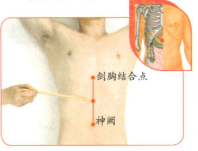

剑胸结合点

神阙

中脘（任脉）

标准定位

在上腹部，脐中上 4 寸，前正中线上。

快速取穴

仰卧位，在上腹部，神阙（肚脐）与剑胸结合点连线的中点处，按压有酸胀感。

其他功效

健脾和胃，补中安神。

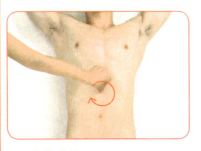

操作方法

◎ 灸法：艾炷灸3～7壮，或者艾条灸5～15分钟。

◎ 按摩法：以拇指指腹按压穴位，并做圈状按摩。勿施力过重，以免压迫内脏。

曲池（手阳明大肠经）

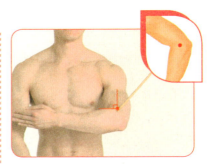

标准定位

在肘横纹外侧端，屈肘，即在尺泽与肱骨外上髁连线的中点处。

快速取穴

屈肘90°，在肘横纹外侧端凹陷中，按压有酸胀感。

其他功效

疏风清热，调和营卫。

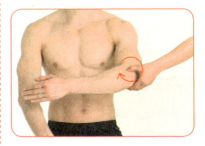

操作方法

◎ 灸法：艾炷灸5～7壮，或者艾条灸10～20分钟。

◎ 按摩法：单手握住对侧的手臂，以拇指指腹或指节按压穴位，并做圈状按摩。

可以吃什么

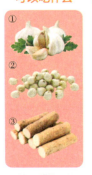

①大蒜
②莲子
③山药

传世小偏方

鳝鱼大蒜汤

取鳝鱼 2 条，大蒜1头，黄酒100毫升。将鳝鱼宰杀后与大蒜加水共煮，快熟时加入黄酒，稍煮即成。食肉饮汤，可健胃行气。适用于胃下垂。

关元（任脉）

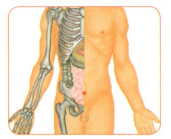
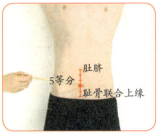
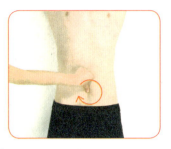

标准定位

在下腹部，脐中下3寸，前正中线上。

快速取穴

仰卧位，将耻骨联合上缘的中点和肚脐连线5等分，在上3/5与下2/5交界处取穴。

操作方法

◎ 灸法：艾炷灸3～7壮，或者艾条灸10～15分钟。
◎ 按摩法：以手指的指腹或指节按压穴位，并做圈状按摩，每次1～3分钟。

内关（手厥阴心包经）

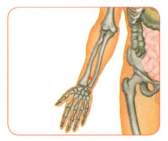
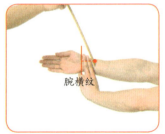
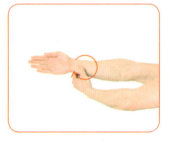

标准定位

在前臂前区，曲泽与大陵的连线上，腕横纹上2寸，掌长肌腱与桡侧腕屈肌腱之间。

快速取穴

伸臂，露出掌心，微屈腕，从腕横纹上量2横指，在掌长肌腱与桡侧腕屈肌腱之间的凹陷中，按压有酸胀感。

操作方法

◎ 灸法：艾炷灸5～7壮，或者艾条灸5～10分钟。
◎ 按摩法：用拇指指腹在两筋的凹陷处用力按压，同时可做圈状按摩。

其他的按摩方法

● 被按摩者俯卧，按摩者先沿被按摩者的脊柱两侧推摩，上下反复3次，再沿脊柱旁1.5寸处自下而上捏脊，上下反复3次。

● 按摩者双手五指并拢，沿被按摩者的脊柱两旁1.5寸处点按，点按时用力要稍重，上下反复3次。

● 按摩者用双手拇指按揉被按摩者的肝俞、脾俞、胃俞、小肠俞，按压的力度要适中，每穴每次3分钟。

特效穴位

可以吃什么

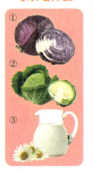

①紫甘蓝
②圆白菜
③牛奶

传世小偏方

旱莲大枣饮

取旱莲草50克，大枣10枚，红糖适量。将旱莲草和大枣加清水2碗煎至1碗，去渣，加入红糖调匀。食枣饮汤，有滋阴补胃的功效。

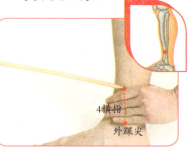

4横指
外踝尖

悬钟（足少阳胆经）

标准定位

在小腿外侧，外踝尖上3寸，腓骨前缘。

快速取穴

正坐位或仰卧位，从外踝尖向上量4横指，在腓骨前缘，按压有酸胀感。

其他功效

通经活络，舒筋止痛。

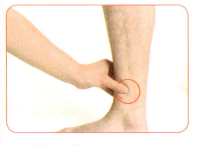

操作方法

◎ 按摩法：以指腹或指节按压穴位，并做圈状按摩，或者弯曲手指，以指节轻轻敲打。施力方向应略偏向腓骨的后方。

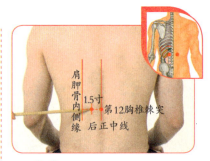

肩胛骨内侧缘
1.5寸
第12胸椎棘突
后正中线

胃俞（足太阳膀胱经）

标准定位

在背部脊柱区，第12胸椎棘突下缘，后正中线旁开1.5寸处。

快速取穴

坐位，两侧髂嵴最高点的水平连线与后正中线的交点处为第4腰椎棘突，先向上数4个棘突（第12胸椎棘突），引一条垂线，再从肩胛骨内侧缘引一条垂线，两条垂线之间过第12胸椎棘突下缘的水平线段的中点处即胃俞。

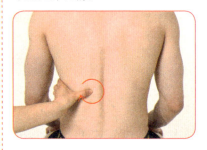

操作方法

◎ 灸法：艾炷灸3～5壮，或者艾条灸5～10分钟。

◎ 按摩法：以拇指指腹或指节按压，并做圈状按摩。

三阴交（足太阴脾经）

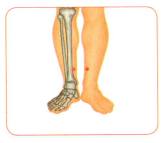

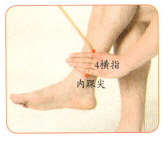

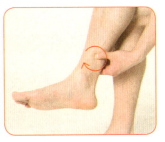

标准定位

在小腿内侧，内踝尖上3寸，胫骨内侧面后缘。

快速取穴

正坐，垂足，从内踝尖直上4横指（3寸），在胫骨内侧面后缘，按压有酸胀感。

操作方法

◎ 灸法：艾炷灸5～9壮，或者艾条灸5～10分钟。

◎ 按摩法：以手指的指腹或指节按压穴位，并做圈状按摩，每次1～3分钟。

关元（任脉）

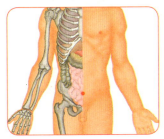

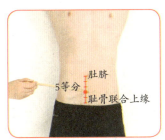

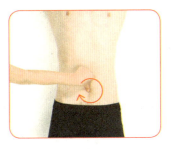

标准定位

在下腹部，脐中下3寸，前正中线上。

快速取穴

仰卧位，将耻骨联合上缘的中点和肚脐连线5等分，在上3/5与下2/5交界处取穴。

操作方法

◎ 灸法：艾炷灸3～7壮，或者艾条灸10～15分钟。

◎ 按摩法：以手指的指腹或指节按压穴位，并做圈状按摩。

其他的按摩方法

● 被按摩者取俯卧位，按摩者先用掌根揉法在被按摩者的脊柱上轻轻揉3～5次，或者拿捏膀胱经3～5次，至被按摩者有微酸感。

● 按摩者以食指、中指、无名指指腹或掌根为着力点，点揉被按摩者的膈俞；用双手拇指按压肝俞、脾俞等。

● 取仰卧位，以关元为中心，用掌摩法在腹部轻轻推摩3～5分钟。

● 用掌心擦法在脊柱两侧反复按摩3～5分钟，由轻渐重，由慢渐快，至皮肤红润或有温热感。

腹胀、肠鸣

特效穴位

可以吃什么

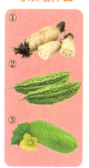

①莲藕
②苦瓜
③冬瓜

传世小偏方

白萝卜蜂蜜方
　　取白萝卜250克，蜂蜜50克。将白萝卜洗净切丝，加少许蜂蜜，取汁饮服。每日1次，可开胃健脾，消食化积，适用于消化不良引起的腹胀、肠鸣。

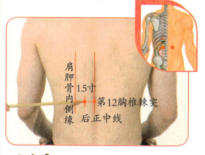

胃俞（足太阳膀胱经）

标准定位
　　在背部脊柱区，第12胸椎棘突下缘，后正中线旁开1.5寸处。

快速取穴
　　坐位，两侧髂嵴最高点的水平连线与后正中线的交点处为第4腰椎棘突，先向上数4个棘突（第12胸椎棘突），引一条垂线，再从肩胛骨内侧缘引一条垂线，两条垂线之间过第12胸椎棘突下缘的水平线段的中点处即胃俞。

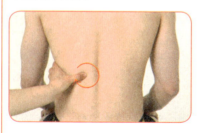

操作方法
◎ 灸法：艾炷灸3～5壮，或者艾条灸5～10分钟。
◎ 按摩法：以拇指指腹或指节按压，并做圈状按摩。
◎ 特别说明：本穴为背俞穴。

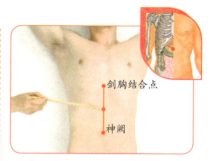

中脘（任脉）

标准定位
　　在上腹部，脐中上4寸，前正中线上。

快速取穴
　　仰卧位，在上腹部，神阙（肚脐）与剑胸结合点连线的中点处，按压有酸胀感。

其他功效
　　健脾和胃，补中安神。

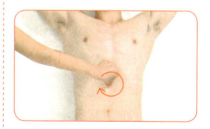

操作方法
◎ 灸法：艾炷灸3～7壮，或者艾条灸5～15分钟。
◎ 按摩法：以拇指指腹按压穴位，并做圈状按摩。勿施力过重，以免压迫腹部的内脏。

大巨（足阳明胃经）

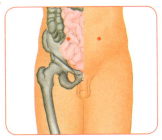

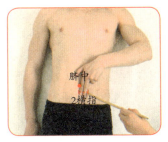

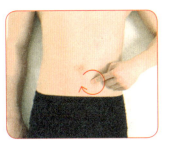

标准定位

在下腹部，脐中下2寸，前正中线旁开2寸处。

快速取穴

坐位，先从肚脐沿前正中线向下量2横指，再水平旁开2横指，按压有酸胀感。

操作方法

◎ 灸法：艾炷灸或温针灸3～5壮，或者艾条灸5～10分钟。

◎ 按摩法：以指腹或指节按压穴位，并做圈状按摩。

大肠俞（足太阳膀胱经）

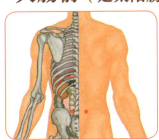

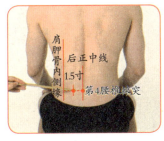

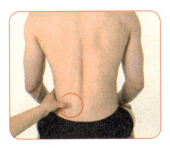

标准定位

在腰部，第4腰椎棘突下缘，后正中线旁开1.5寸处。

快速取穴

坐位，先取第4腰椎棘突，引一条垂线，再从肩胛骨内侧缘引一条垂线，两条垂线之间过第4腰椎棘突下缘的水平线段的中点处即大肠俞，按压有酸胀感。

操作方法

◎ 灸法：艾炷灸或温针灸3～5壮，或者艾条灸5～10分钟。

◎ 按摩法：以手指的指腹或指节按压，并做圈状按摩。

其他的按摩方法

● 被按摩者取仰卧位，按摩者将双手拇指指尖重叠，按压被按摩者的关元，注意按压时用力要稍重，配合被按摩者的呼吸进行，反复10次，至被按摩者感到酸胀。

● 按摩者一手固定被按摩者的小腿，另一手用力按压被按摩者的三阴交，至其感到酸胀。

● 被按摩者取俯卧位，按摩者用双手拇指沿被按摩者的脊柱两侧按压，注意按压时用力要稍重，上下反复20次。

● 按摩者用拇指指腹按压被按摩者的脾俞，按压时用力要稍重，每穴每次3分钟，至被按摩者感到酸胀。

可以吃什么

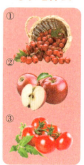

①山楂
②苹果
③西红柿

传世小偏方

大枣橘皮方

取大枣10枚，鲜橘皮10克（或干橘皮3克）。先将大枣炒焦，再与鲜橘皮一同放入保温杯内，以沸水冲泡，浸泡10分钟。饭前代茶频饮，不拘用量，能够有效缓解食欲不振。

特效穴位

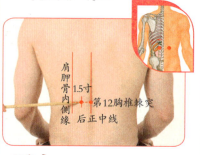

肩胛骨内侧缘　1.5寸　第12胸椎棘突　后正中线

胃俞（足太阳膀胱经）

标准定位

在背部脊柱区，第12胸椎棘突下缘，后正中线旁开1.5寸处。

快速取穴

坐位，两侧髂嵴最高点的水平连线与后正中线的交点处为第4腰椎棘突，先向上数4个棘突（第12胸椎棘突），引一条垂线，再从肩胛骨内侧缘引一条垂线，两条垂线之间过第12胸椎棘突下缘的水平线段的中点处即胃俞。

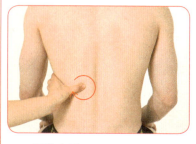

操作方法

◎ 灸法：艾炷灸3～5壮，或者艾条灸5～10分钟。

◎ 按摩法：以拇指指腹或指节按压，并做圈状按摩。

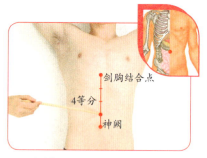

剑胸结合点　4等分　神阙

下脘（任脉）

标准定位

在上腹部，脐中上2寸，前正中线旁开0.5寸处。

快速取穴

仰卧位，在上腹部，将神阙与剑胸结合点连线进行4等分，在连线的下1/4与上3/4交点处，按压有酸胀感。

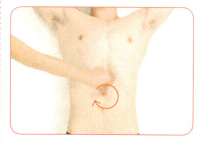

操作方法

◎ 灸法：艾炷灸3～7壮，或者艾条灸10～20分钟。

◎ 按摩法：以指腹或指节按压穴位，并做圈状按摩。

膻中（任脉）

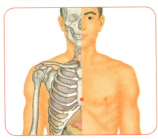
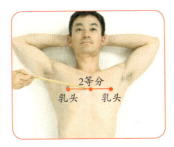
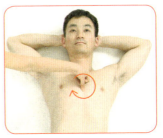

标准定位

在胸部，前正中线上，横平第4肋间。

快速取穴

仰卧位，男性于胸骨中线与两乳头连线的交点处定取；女性则于胸骨中线平第4肋间隙处定取。

操作方法

◎ 按摩法：以中指或拇指的指腹抵住穴位进行按压，并做圈状按摩。如果痛得很厉害，那么改为施灸更为有效。

天枢（足阳明胃经）

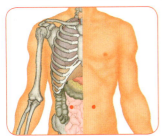
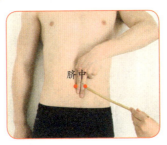
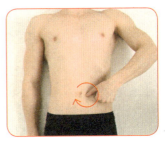

标准定位

在腹部，横平脐中，前正中线旁开2寸处。

快速取穴

坐位或仰卧位，脐中旁开2横指处，按压有酸胀感。

操作方法

◎ 灸法：艾炷灸3～5壮，或者艾条灸15～30分钟。
◎ 按摩法：以指腹或指节按压穴位，并做圈状按摩。

其他的按摩方法

● 被按摩者仰卧，按摩者用双手拇指指腹点按其中脘、关元、天枢，其余四指贴于腹部以助力，用力要稍重，每穴2分钟。

● 按摩者用拇指指腹点按被按摩者的内关，同时配以揉法，二法结合力度要适中，每次3分钟。

● 按摩者双手相对，拇指与其余四指分开，横握住被按摩者的足三里，做与肌腱垂直方向的弹拨动作，每次1～2分钟。

● 被按摩者俯卧，按摩者双手十指交叉，沿其脊柱两侧按压20次；接着，用拇指指腹按压其脾俞、大肠俞，按摩时用力要稍重。

打嗝（呃逆）

特效穴位

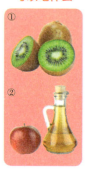
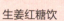

传世小偏方

生姜红糖饮

　　取生姜60克，醋、红糖各适量。将生姜洗净，切片，以醋浸泡1夜。取生姜3片，加红糖，用沸水泡5分钟即可服用。可温中和胃、降逆止呕。

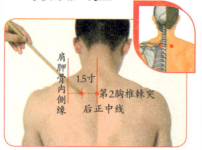

风门（足太阳膀胱经）

标准定位

　　在背部脊柱区，第2胸椎棘突下缘，后正中线旁开1.5寸处。

快速取穴

　　取坐位，先由颈背交界处椎骨的最高点（第7颈椎棘突）向下数2个棘突，引一条垂线，再从肩胛骨内侧缘引一条垂线，两条垂线之间过第2胸椎棘突下缘的水平线段的中点处即风门。

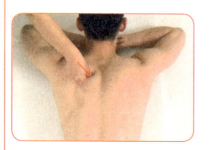

操作方法

◎ 灸法：艾炷灸3～5壮，或者艾条灸5～10分钟。

◎ 按摩法：俯卧，以拇指按压穴位（由他人按摩能较充分地按压）。

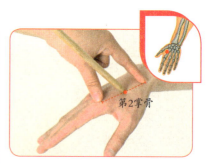

合谷（手阳明大肠经）

标准定位

　　在手背，第1、2掌骨间，第2掌骨桡侧的中点处。

快速取穴

　　在手背，第2掌骨桡侧的中点处，按压有酸胀感。

其他功效

　　镇静止痛，通经活络。

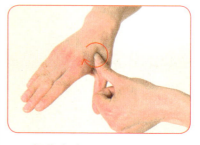

操作方法

◎ 灸法：米粒灸8～9壮，或者艾条灸10～20分钟。

◎ 按摩法：以拇指指腹向下用力按压并做圈状按摩，反复4～5次。

手三里（手阳明大肠经）

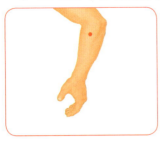

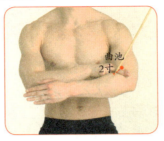

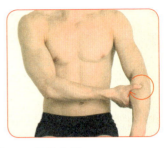

标准定位
在前臂背面桡侧，阳溪与曲池的连线上，肘横纹下2寸处。

快速取穴
侧腕屈肘，先确定阳溪与曲池的位置，再从曲池沿阳溪与曲池的连线向下量2横指。

操作方法
◎ 按摩法：以手握住对侧的手臂，以拇指指腹按压并做圈状按摩，反复4～5次，不要过于用力。

劳宫（手厥阴心包经）

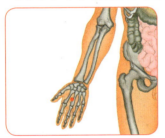

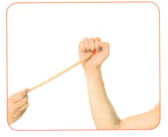

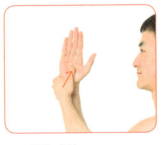

标准定位
在掌区，第2、3掌骨之间，偏于第3掌骨，屈指握拳时中指指尖处。

快速取穴
任意体位，屈指握拳，以中指、无名指指尖切于掌心横纹，于中指指尖处取穴。

操作方法
◎ 按摩法：以拇指指腹按摩，直至有酸胀感。

其他的按摩方法

● 被按摩者仰卧，按摩者用拇指自其天突向下推摩至膻中，反复5次。

● 按摩者双手重叠环形按揉被按摩者的腹部，以能带动皮下肌肉为度，反复5分钟。

● 按摩者以拇指点按被按摩者的曲池、内关各1分钟，逐渐用力。

● 被按摩者取俯卧位，按摩者的食指、中指屈曲，用中节指关节点按其胸椎两侧，反复3次。

● 按摩者双掌重叠，按揉被按摩者的背部膀胱经，自风门至膈俞，两侧交替进行，反复3～5次。

● 按摩者先用双手拇指叠加按揉被按摩者的膈俞1分钟，然后逐渐用力弹拨膈俞2～3分钟，至被按摩者局部有酸胀感。

慢性胆囊炎

特效穴位

可以吃什么

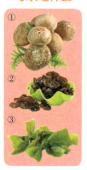

① 香菇
② 黑木耳
③ 海带

传世小偏方

双豆芦根粥

取鲜芦根100克，赤小豆50克，绿豆30克。将赤小豆、绿豆用清水浸泡6～10小时，与鲜芦根一起放入锅中，加入适量的水熬煮，取汁饮用。每日2次，适用于慢性胆囊炎。

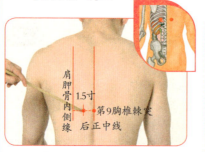

肝俞（足太阳膀胱经）

标准定位

在背部脊柱区，第9胸椎棘突下缘，后正中线旁开1.5寸处。

快速取穴

坐位，两侧肩胛骨下角水平连线与后正中线的交点处为第7胸椎棘突，先向下数2个棘突（第9胸椎棘突），引一条垂线，再从肩胛骨内侧缘引一条垂线，两条垂线之间过第9胸椎棘突下缘的水平线段的中点处即肝俞。

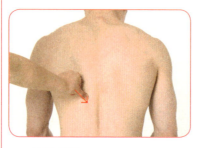

操作方法

◎ 灸法：艾炷灸3～5壮，或者艾条灸5～10分钟。

◎ 按摩法：以指腹或指节按压。

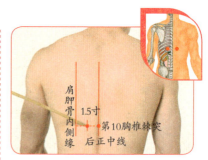

胆俞（足太阳膀胱经）

标准定位

在背部脊柱区，第10胸椎棘突下缘，后正中线旁开1.5寸处。

快速取穴

坐位，两侧肩胛骨下角水平连线与后正中线的交点处为第7胸椎棘突，先向下数3个棘突（第10胸椎棘突），引一条垂线，再从肩胛骨内侧缘引一条垂线，两条垂线之间过第10胸椎棘突下缘的水平线段的中点处即胆俞。

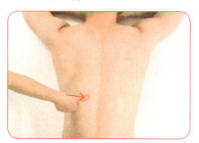

操作方法

◎ 灸法：艾炷灸3～5壮，或者艾条灸5～10分钟。

◎ 按摩法：俯卧位，以拇指指腹稍微用力按压。

内关（手厥阴心包经）

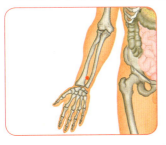

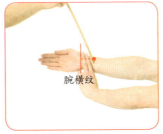

腕横纹

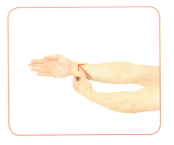

标准定位

在前臂前区，曲泽与大陵的连线上，腕横纹上2寸，掌长肌腱与桡侧腕屈肌腱之间。

快速取穴

伸臂，露出掌心，微屈腕，从腕横纹上量2横指处，在掌长肌腱与桡侧腕屈肌腱之间的凹陷中，按压有酸胀感。

操作方法

◎ 灸法：艾炷灸5～7壮，或者艾条灸5～10分钟。

◎ 按摩法：用拇指指腹在两筋的凹陷处用力按压，可同时做圈状按摩。

阳陵泉（足少阳胆经）

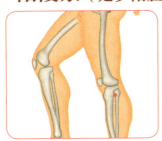

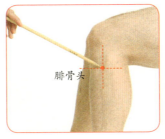

腓骨头

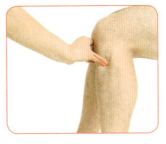

标准定位

在小腿外侧，腓骨头前下方凹陷处。

快速取穴

正坐屈膝，在小腿外侧摸到腓骨头，先过腓骨头前缘做一条竖直切线，再过腓骨头下缘做一条水平切线，两条切线的交点处即本穴。

操作方法

◎ 灸法：直接灸3～5壮，或者温和灸5～15分钟。

◎ 按摩法：以指腹或指节按压4～5次。按摩时要朝骨头突出的部位施力。

其他的按摩方法

● 被按摩者取俯卧位，按摩者用掌根按揉被按摩者的右背疼痛部位，按揉10分钟。
● 按摩者将双手重叠，垂直按压被按摩者的脊柱，自上而下，反复5次。
● 被按摩者取右侧卧位，左腿伸直，右腿屈曲，按摩者用双手提拿、捏按被按摩者的右肋部10次，尤其是疼痛部位，提拿、捏按时用力要稍重。
● 被按摩者取仰卧位，按摩者沿其肋弓，用掌根自上而下推拿50次。
● 取正坐位，用对侧手掌用力拍打肩背部各30次。

慢性肝炎

可以吃什么

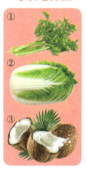

①芹菜
②大白菜
③椰子

传世小偏方

柚皮汤

取新鲜柚皮2个，葱末30克，调味料适量。将柚皮用炭火烧焦，剥掉外层，放入清水中泡1日，除去苦味后切块，加水炖熟，撒入葱末、调味料即可食用。每日1剂。疏肝理气，适用于慢性肝炎引起的胁肋疼痛。

特效穴位

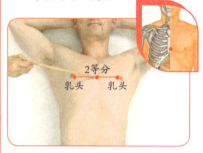

膻中（任脉）

标准定位

在胸部，前正中线上，横平第4肋间隙。

快速取穴

仰卧位，男性于胸骨中线与两乳头连线的交点处定取；女性则于胸骨中线平第4肋间隙处定取。

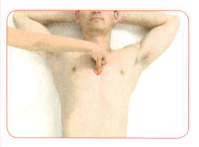

操作方法

◎ 灸法：艾炷灸3～7壮，或者艾条灸5～15分钟。

◎ 按摩法：以中指或拇指的指腹抵住穴位进行按压。如果痛得很厉害，那么改为施灸更为有效。

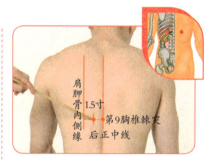

肝俞（足太阳膀胱经）

标准定位

在背部脊柱区，第9胸椎棘突下缘，后正中线旁开1.5寸处。

快速取穴

坐位，两侧肩胛骨下角水平连线与后正中线的交点处为第7胸椎棘突，先向下数2个棘突（第9胸椎棘突），引一条垂线，再从肩胛骨内侧缘引一条垂线，两条垂线之间过第9胸椎棘突下缘的水平线段的中点处即肝俞。

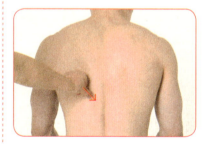

操作方法

◎ 灸法：艾炷灸5～7壮，或者艾条灸5～10分钟。

◎ 按摩法：以指腹或指节按压。

头维（足阳明胃经）

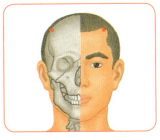

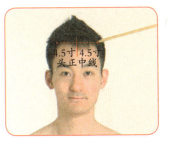

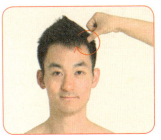

标准定位

在头侧部，额角发际直上0.5寸，头正中线旁开4.5寸处。

快速取穴

正坐，在头侧部，额角发际直上0.5寸，头正中线旁开4.5寸。

操作方法

◎ 按摩法：以手指的指腹或指节按压穴位，并做圈状按摩。

◎ 特别说明：本穴禁灸。

胆俞（足太阳膀胱经）

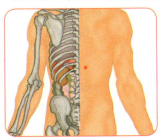

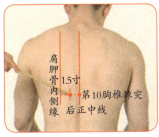

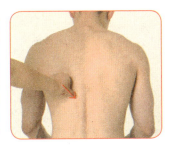

标准定位

在背部脊柱区，第10胸椎棘突下缘，后正中线旁开1.5寸处。

快速取穴

坐位，两侧肩胛骨下角水平连线与后正中线的交点处为第7胸椎棘突，先向下数3个棘突，引一条垂线，再从肩胛骨内侧缘引一条垂线，两条垂线之间过第10胸椎棘突下缘的水平线段的中点处即胆俞。

操作方法

◎ 灸法：艾炷灸3～5壮，或者艾条灸5～10分钟。

◎ 按摩法：以拇指指腹稍微用力按压。

其他的按摩方法

● 被按摩者取仰卧位或坐位，按摩者用双手拇指点按被按摩者的太阳、百会，每穴每次3分钟。

● 按摩者用牛角按摩器点按被按摩者的中脘、天枢、章门、足三里，点按时力度要适中，每穴每次5分钟。

● 被按摩者取俯卧位，按摩者用双手拇指指腹按揉其肾俞、大肠俞，每穴每次5分钟。

脂肪肝

可以吃什么

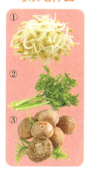

①黄豆芽
②芹菜
③香菇

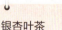

传世小偏方

银杏叶茶

　　取银杏叶5克。将银杏叶洗净切碎，用沸水闷泡30分钟即可。每日1剂，代茶饮。能降脂化浊，活血化瘀，适用于脂肪肝。

特效穴位

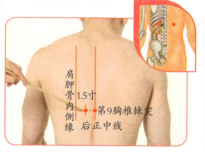

肝俞（足太阳膀胱经）

标准定位

　　在背部脊柱区，第9胸椎棘突下缘，后正中线旁开1.5寸处。

快速取穴

　　坐位，两侧肩胛骨下角水平连线与后正中线的交点处为第7胸椎棘突，先向下数2个棘突（第9胸椎棘突），引一条垂线，再从肩胛骨内侧缘引一条垂线，两条垂线之间过第9胸椎棘突下缘的水平线段的中点处即肝俞。

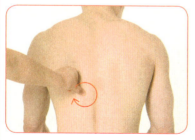

操作方法

◎ 灸法：艾炷灸3～5壮，或者艾条灸5～10分钟。

◎ 按摩法：以指腹或指节按压，并做圈状按摩。

胆俞（足太阳膀胱经）

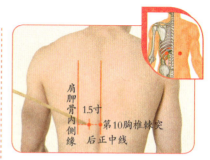

标准定位

　　在背部脊柱区，第10胸椎棘突下缘，后正中线旁开1.5寸处。

快速取穴

　　坐位，两侧肩胛骨下角水平连线与后正中线的交点处为第7胸椎棘突，先向下数3个棘突（第10胸椎棘突），引一条垂线，再从肩胛骨内侧缘引一条垂线，两条垂线之间过第10胸椎棘突下缘的水平线段的中点处即胆俞。

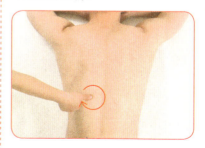

操作方法

◎ 灸法：艾炷灸3～5壮，或者艾条灸5～10分钟。

◎ 按摩法：俯卧位，以拇指指腹稍微用力揉压。

曲池（手阳明大肠经）

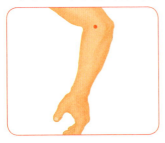

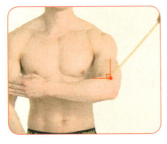

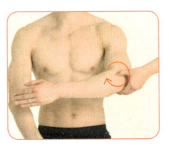

标准定位

在肘横纹外侧端，屈肘，即在尺泽与肱骨外上髁连线的中点处。

快速取穴

屈肘90º，在肘横纹外侧端凹陷中，按压有酸胀感。

操作方法

◎ 灸法：艾炷灸5～7壮，或者艾条灸10～20分钟。

◎ 按摩法：单手握住对侧的手臂，以拇指指腹或指节按压穴位，并做圈状按摩。

关元（任脉）

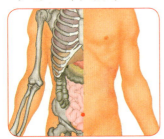

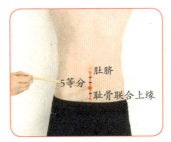

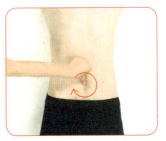

标准定位

在下腹部，脐中下3寸，前正中线上。

快速取穴

仰卧位，将耻骨联合上缘的中点和肚脐连线5等分，在上3/5与下2/5交界处取穴。

操作方法

◎ 灸法：艾炷灸3～7壮，或者艾条灸10～15分钟。

◎ 按摩法：以手指的指腹或指节按压穴位，并做圈状按摩，注意力度适中。

其他的按摩方法

● 被按摩者取俯卧位，按摩者用双手小鱼际沿被按摩者的脊柱两旁自上而下擦揉，反复5次，直至被按摩者感到温热。

● 按摩者用双手拇指按压、揉搓被按摩者的神堂，按压时用力要稍重，以被按摩者感到酸胀为宜。

● 按摩者用双手拇指按压被按摩者的脾俞、胃俞、肾俞，用力要稍重，每穴每次2分钟，以被按摩者感到酸胀为宜。

慢性肠炎

特效穴位

可以吃什么

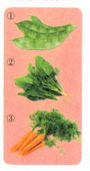

①扁豆
②菠菜
③胡萝卜

传世小偏方

乌梅肠炎方

取乌梅15克，冰糖适量。将乌梅加水1 500毫升，煎至800毫升，加冰糖。每日1剂，代茶饮，25日为1个疗程，连用2个疗程。适用于慢性肠炎。

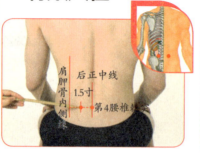

大肠俞（足太阳膀胱经）

标准定位

在腰部，第4腰椎棘突下缘，后正中线旁开1.5寸处。

快速取穴

坐位，先取第4腰椎棘突，引一条垂线，再从肩胛骨内侧缘引一条垂线，两条垂线之间过第4腰椎棘突下缘的水平线段的中点处即大肠俞，按压有酸胀感。

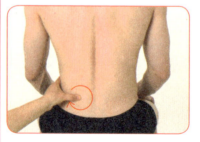

操作方法

◎ 灸法：艾炷灸或温针灸3～5壮，或者艾条灸5～10分钟。

◎ 按摩法：以手指的指腹或指节按压，并做圈状按摩。

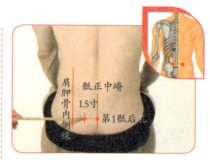

小肠俞（足太阳膀胱经）

标准定位

在骶部，横平第1骶后孔，骶正中嵴旁开1.5寸处。

快速取穴

坐位，从骨盆后面髂嵴最高点向内下方骶角两侧循摸，可触及一高骨（髂后上棘），与之平行的髂骨正中突起处即第2骶椎棘突，先向上数1个棘突，引一条垂线，再从肩胛骨内侧缘引一条垂线，两条垂线之间过第1骶后孔的水平线段的中点处即小肠俞。

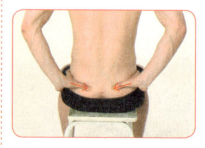

操作方法

◎ 按摩法：自行按摩时，双手叉腰，以拇指指腹按压穴位；二人进行时，被按摩者俯卧，按摩者双手握住被按摩者的腰部，以拇指指腹按压其穴位。

手三里（手阳明大肠经）

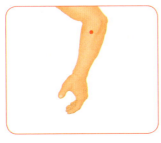
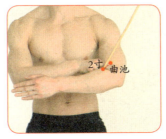
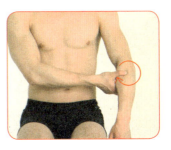

标准定位

在前臂背面桡侧，阳溪与曲池的连线上，肘横纹下2寸处。

快速取穴

侧腕屈肘，先确定阳溪与曲池的位置，再从曲池沿阳溪与曲池的连线向下量2横指。

操作方法

◎ 按摩法：以手握住对侧的手臂，以拇指指腹按压并做圈状按摩，反复4～5次，不要过于用力。

合谷（手阳明大肠经）

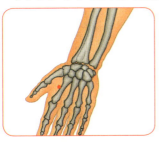
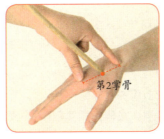
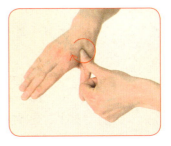

标准定位

在手背，第1、2掌骨间，第2掌骨桡侧的中点处。

快速取穴

在手背，第2掌骨桡侧的中点处，按压有酸胀感。

操作方法

◎ 灸法：米粒灸8～9壮，或者艾条灸10～20分钟。

◎ 按摩法：以拇指指腹向下用力按压并做圈状按摩。

其他的按摩方法

● 被按摩者取仰卧位，按摩者用拇指指腹按揉被按摩者的天枢、大巨、关元，每穴每次2分钟，至被按摩者感觉酸胀。

● 按摩者除拇指外，其余四指并拢，用指腹沿被按摩者的肚脐周围顺时针摩擦20次。

● 按摩者用拇指指腹按压被按摩者的曲池、足三里、三阴交、复溜、太溪，每穴每次3分钟，至被按摩者感觉酸胀。

● 按摩者用双手拇指指腹沿被按摩者的脊柱两侧按压胃俞、肝俞、胆俞、脾俞，按压时用力要稍重，每穴每次1分钟。

● 按摩者用手掌小鱼际沿被按摩者的脊柱自上而下反复摩擦5次，至被按摩者的皮肤发红。

便秘

可以吃什么

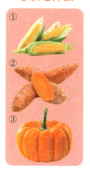

①玉米
②红薯
③南瓜

传世小偏方

郁李仁粥
　　取郁李仁15克，粳米50克。将郁李仁捣烂，置水中搅匀，滤渣取汁（亦可将郁李仁加500毫升水煎煮取汁），以药汁同淘洗净的粳米煮粥。适用于长期便秘。

特效穴位

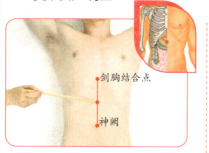

剑胸结合点
神阙

中脘（任脉）

标准定位
　　在上腹部，脐中上4寸，前正中线上。

快速取穴
　　仰卧位，在上腹部，神阙（肚脐）与剑胸结合点连线的中点处，按压有酸胀感。

其他功效
　　健脾和胃，补中安神。

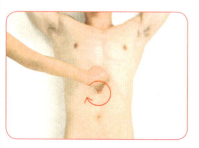

操作方法
◎ 灸法：艾炷灸3～7壮，或者艾条灸5～15分钟。
◎ 按摩法：以拇指指腹按压穴位，并做圈状按摩。勿施力过重，以免压迫内脏。

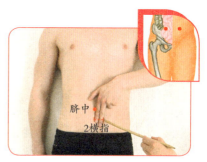

脐中
2横指

大巨（足阳明胃经）

标准定位
　　在下腹部，脐中下2寸，前正中线旁开2寸处。

快速取穴
　　坐位，先从肚脐沿前正中线向下量2横指，再水平旁开2横指，按压有酸胀感。

其他功效
　　调理肠胃，固肾益气。

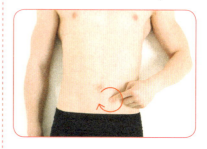

操作方法
◎ 灸法：艾炷灸或温针灸3～5壮，或者艾条灸5～10分钟。
◎ 按摩法：以指腹或指节按压穴位，并做圈状按摩。

神阙（任脉）

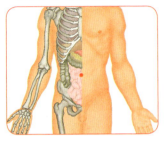

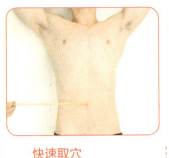

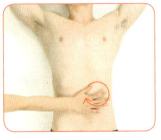

标准定位

在腹中部，肚脐中央。

快速取穴

仰卧位，在腹中部，肚脐中央。

操作方法

◎ 按摩法：以手掌轻轻做圈状按摩，不可用手指用力压。

大肠俞（足太阳膀胱经）

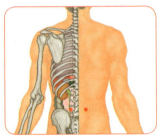

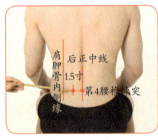

肩胛骨内侧缘
后正中线
1.5寸
第4腰椎棘突

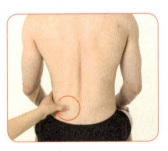

标准定位

在腰部，第4腰椎棘突下缘，后正中线旁开1.5寸处。

快速取穴

坐位，先取第4腰椎棘突，引一条垂线，再从肩胛骨内侧缘引一条垂线，两条垂线之间过第4腰椎棘突下缘的水平线段的中点处即大肠俞，按压有酸胀感。

操作方法

◎ 灸法：艾炷灸或温针灸3～5壮，或者艾条灸5～10分钟。

◎ 按摩法：以手指的指腹或指节按压，并做圈状按摩。

其他的按摩方法

● 按摩者用拇指指腹按揉被按摩者的天枢、关元、巨阙，按揉时力度要适中，每穴每次2分钟。

● 被按摩者取俯卧位，按摩者用拇指指腹按揉被按摩者的脾俞、胃俞、肝俞、肾俞，每穴每次5分钟，至被按摩者感觉酸胀。

● 按摩者用按摩器在被按摩者的腰背部做上下快速摩擦动作，至被按摩者感觉温热。

● 双手重叠，将掌心按于脐部，以肚脐为中心推摩腹部，范围逐渐扩大，推摩时力度要适中，先按顺时针方向推摩50圈，再轻拍腹部15次。

特效穴位

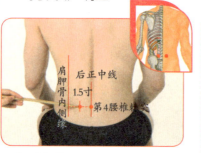

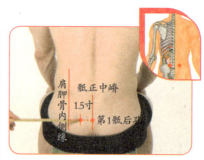

可以吃什么

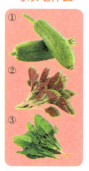

①丝瓜
②苋菜
③菠菜

大肠俞（足太阳膀胱经）

标准定位

　　在腰部，第4腰椎棘突下缘，后正中线旁开1.5寸处。

快速取穴

　　坐位，先取第4腰椎棘突，引一条垂线，再从肩胛骨内侧缘引一条垂线，两条垂线之间过第4腰椎棘突下缘的水平线段的中点处即大肠俞，按压有酸胀感。

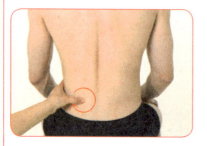

操作方法

◎ 灸法：艾炷灸或温针灸3～5壮，或者艾条灸5～10分钟。
◎ 按摩法：以手指的指腹或指节按压，并做圈状按摩。

小肠俞（足太阳膀胱经）

标准定位

　　在骶部，横平第1骶后孔，骶正中嵴旁开1.5寸处。

快速取穴

　　坐位，从骨盆后面髂嵴最高点向内下方骶角两侧循摸，可触及一高骨（髂后上棘），与之平行的髂骨正中突起处即第2骶椎棘突，向上数1个棘突，引一条垂线，再从肩胛骨内侧缘引一条垂线，两条垂线之间过第1骶后孔的水平线段的中点处即小肠俞。

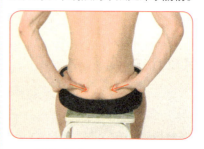

操作方法

◎ 灸法：艾炷灸3～5壮，或者艾条灸5～10分钟。
◎ 按摩法：双手叉腰，以拇指按压穴位。

阳陵泉（足少阳胆经）

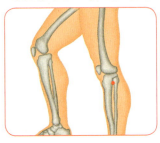

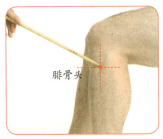

腓骨头

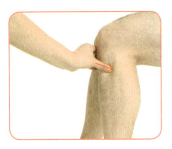

标准定位

在小腿外侧，腓骨头前下方凹陷处。

快速取穴

正坐屈膝，在小腿外侧摸到腓骨头，先过腓骨头前缘做一条竖直切线，再过腓骨头下缘做一条水平切线，两条切线的交点处即本穴。

操作方法

◎ 灸法：直接灸3～5壮，或者温和灸5～15分钟。

◎ 按摩法：以指腹或指节按压4～5次。按摩时要朝骨头突出的部位施力。

筑宾（足少阴肾经）

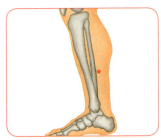

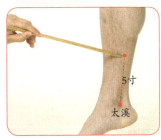

5寸

太溪

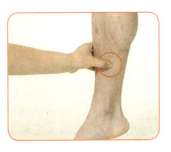

标准定位

在小腿内侧，太溪与阴谷的连线上，太溪直上5寸，腓肠肌肌腹的内下方。

快速取穴

坐位，垂足，或者仰卧位，在太溪直上5寸的凹陷处，按压有酸胀感。

操作方法

◎ 灸法：艾炷灸3～5壮，或者艾条灸5～10分钟。

◎ 按摩法：以指腹或指节按压穴位，并做圈状按摩。

其他的按摩方法

● 被按摩者取俯卧位，按摩者用双手拇指按压被按摩者的大椎，按压时用力要稍重，每次5分钟，至被按摩者感觉酸胀。

● 按摩者先用拇指、食指沿被按摩者的脊柱两旁推拿、揉捏，自上而下，反复10次，然后用拇指指腹按压其脾俞、胃俞，用力要稍重，每穴每次1分钟。

● 用牛角按摩器或按摩棒按压曲池、手三里、合谷，力度要适中，每穴每次5分钟。

● 用单手手掌推摩下腹部，顺时针、逆时针各10圈，至感觉温热。

可以吃什么

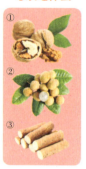

①核桃
②桂圆
③山药

传世小偏方

艾叶红花汤

　　取透骨草30克，艾叶、红花各9克，花椒6克。上述药材加适量水煎。熏洗患处，每日1～2次。具有活血通络、疏风止痛的作用，适用于风湿性关节炎。

特效穴位

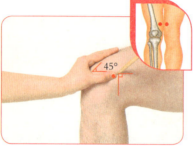

血海（足太阴脾经）

标准定位

　　在股前区，髌底内侧端上2寸，股内侧肌隆起处。

快速取穴

　　侧坐，屈膝90°，左手掌心对准右髌骨中央，手掌覆于膝盖上，拇指与其他四指约成45°，拇指指尖所指处即本穴。

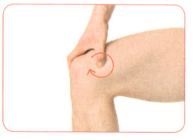

操作方法

◎ 灸法：艾炷灸5～9壮，或者艾条灸5～10分钟。

◎ 按摩法：竖起拇指，手掌做覆盖膝盖状，以拇指指腹按压穴位，并做圈状按摩。

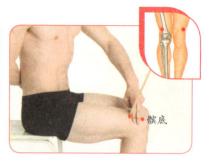

梁丘（足阳明胃经）

标准定位

　　在股前区，髌底上2寸，股外侧肌与股直肌肌腱之间。

快速取穴

　　屈膝，在大腿前面，髂前上棘与髌底外上缘的连线上，髌底上2横指处，按压有酸胀感。

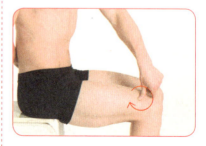

操作方法

◎ 灸法：艾炷灸3～5壮，或者艾条灸5～10分钟。

◎ 按摩法：以指腹或指节按压穴位，并做圈状按摩。

太溪（足少阴肾经）

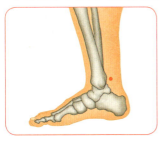

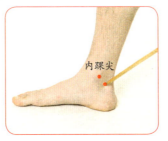

内踝尖

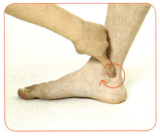

标准定位

在踝区，内踝尖与跟腱之间的凹陷处。

快速取穴

坐位或仰卧位，由内踝尖向后推至与跟腱之间的凹陷处，大致在内踝尖与跟腱之间的中点处，按压有酸胀感。

操作方法

◎ 灸法：艾炷灸3～5壮，或者艾条灸5～10分钟。
◎ 按摩法：以指腹或指节按压穴位，并做圈状按摩。

足三里（足阳明胃经）

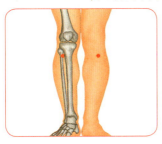

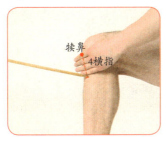

犊鼻
4横指

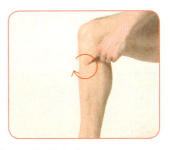

标准定位

在小腿外侧，犊鼻下3寸，犊鼻与解溪的连线上。

快速取穴

坐位，屈膝，取犊鼻，自犊鼻向下量4横指（3寸）处，按压有酸胀感。

操作方法

◎ 按摩法：以指腹或指节按压穴位，并做圈状按摩。

其他的按摩方法

● 按摩者弯曲拇指，用拇指指端点揉被按摩者的合谷、阳池，每穴每次2分钟，至被按摩者感到酸胀。

● 被按摩者取站立位，按摩者用拇指指腹点揉被按摩者的阳陵泉、承山、昆仑，每穴每次2～3分钟，同时可配合膝关节、踝关节的屈伸运动。

● 按摩者将手掌的劳宫与被按摩者足底的涌泉相对，做手掌与足掌的横向摩擦，反复50次，至被按摩者感到温热。

● 用按摩工具点揉曲池、手三里、外关、合谷，每穴每次2分钟，至有酸麻感。

膝关节炎

可以吃什么

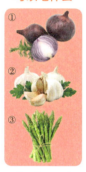

①洋葱
②大蒜
③芦笋

传世小偏方

复方透骨草汤

取追地风、透骨草、千年健各30克。将上述药材加适量水熬煮。用煮好的汤薰洗患处，每日2次。可除风止痛，对关节炎有一定的缓解作用。

特效穴位

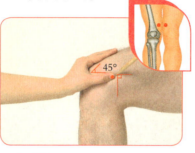

血海（足太阴脾经）

标准定位

在股前区，髌底内侧端上2寸，股内侧肌隆起处。

快速取穴

侧坐，屈膝90°，左手掌心对准右髌骨中央，手掌覆于膝盖上，拇指与其他四指约成45°，拇指指尖所指处即本穴。

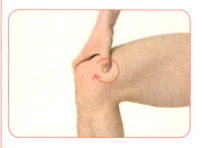

操作方法

◎ 灸法：艾炷灸5～9壮，或者艾条灸5～10分钟。

◎ 按摩法：竖起拇指，手掌做覆盖膝盖状，以拇指指腹按压穴位，并做圈状按摩。

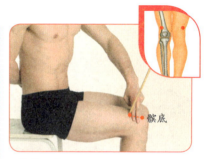

梁丘（足阳明胃经）

标准定位

在股前区，髌底上2寸，股外侧肌与股直肌肌腱之间。

快速取穴

屈膝，在大腿前面，髂前上棘与髌底外上缘的连线上，髌底上2横指处，按压有酸胀感。

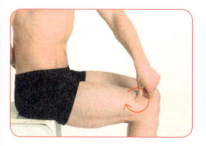

操作方法

◎ 灸法：艾炷灸3～5壮，或者艾条灸5～10分钟。

◎ 按摩法：以手指的指腹或指节按压穴位，并做圈状按摩。

阴陵泉（足太阴脾经）

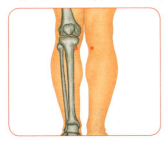

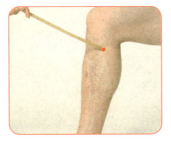

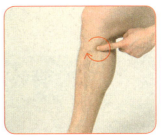

标准定位

在小腿内侧，胫骨内侧髁下缘后下方的凹陷处。

快速取穴

侧坐，屈膝，在膝部内侧，胫骨内侧髁后下方约与胫骨粗隆下缘齐平处，按压有酸胀感。

操作方法

◎ 灸法：艾炷灸5～9壮，或者艾条灸5～10分钟。

◎ 按摩法：以指腹或指节按压穴位，并做圈状按摩。

足三里（足阳明胃经）

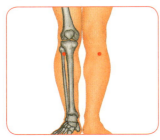

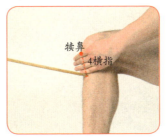

犊鼻
4横指

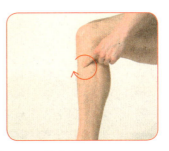

标准定位

在小腿外侧，犊鼻下3寸，犊鼻与解溪的连线上。

快速取穴

坐位，屈膝，取犊鼻，自犊鼻向下量4横指（3寸）处，按压有酸胀感。

操作方法

◎ 按摩法：以指腹或指节按压穴位，并做圈状按摩。

其他的按摩方法

● 被按摩者取仰卧位，屈膝，按摩者用拇指、食指点揉被按摩者的膝周压痛点，如膝关节内侧、膝关节外侧、髌骨下及膝后窝等。用力先由轻渐重，再由重渐轻，点揉1分钟左右，可促进痛点炎症吸收、松解粘连。

● 按摩者用单手拇指指腹点按被按摩者的阳陵泉，点按时力度要适中，每次1分钟，以被按摩者感到酸胀为宜。

● 按摩者用单掌掌心扣按被按摩者的髌骨，在保持一定压力的情况下，先使髌骨向内、向上轻微运动，然后带动髌骨做环转运动3分钟，以被按摩者产生酸胀温热感为宜。切忌用力过重。

● 按摩者用拇指和其余四指相对拿捏被按摩者大腿前面的股四头肌，每次3分钟左右。

肩周炎

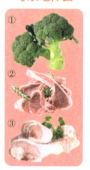

①西兰花
②羊肉
③鸡肉

传世小偏方

老姜葱子方

取老姜1000克，葱子500克，甜酒250克。将上述材料一起捣烂，入锅翻炒。炒热后敷于痛处，凉后再次加热并敷于痛处，反复多次。可松弛肩周肌肉，有利于减轻肩部周围肌肉紧张的症状。

特效穴位

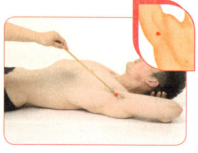

极泉（手少阴心经）

标准定位

在腋区，腋窝中央，腋动脉搏动处。

快速取穴

将手掌按于后枕，屈肘，上臂外展，于腋窝中部有动脉搏动处，按压有酸痛感。

其他功效

宽胸宁心，活络止痛。

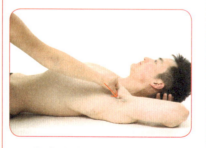

操作方法

◎ 按摩法：可以用拇指指腹按压，也可以将其余四指置于肩头，用拇指按压，并做圈状按摩，用力宜轻。

肩井（足少阳胆经）

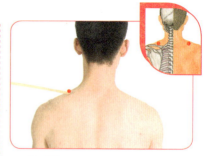

标准定位

在肩上，前下直对乳中，在大椎与肩峰端连线的中点上。

快速取穴

坐位，在大椎与肩峰端连线的中点上，向前下直对乳头。

其他功效

通络止痛，活血理气。

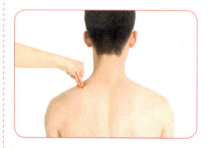

操作方法

◎ 灸法：直接灸3～7壮，或者温和灸5～10分钟。

◎ 按摩法：以指腹或指节按压穴位，反复4～5次。

网球肘（肱骨外上髁炎）

特效穴位

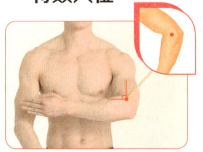

曲池（手阳明大肠经）

标准定位

在肘横纹外侧端，屈肘，即在尺泽与肱骨外上髁连线的中点处。

快速取穴

屈肘90º，在肘横纹外侧端凹陷中，按压有酸胀感。

其他功效

疏风清热，调和营卫。

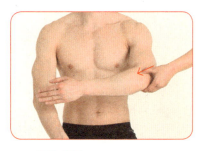

操作方法

◎ 灸法：艾炷灸5～7壮，或者艾条灸10～20分钟。

◎ 按摩法：单手握住对侧的手臂，以拇指指腹或指节按揉。左右手每次各揉按1～3分钟，用力宜适度。

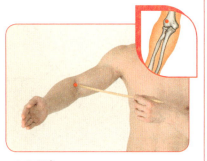

尺泽（手太阴肺经）

标准定位

在肘区，肘横纹上，肱二头肌腱桡侧缘凹陷中。

快速取穴

侧掌，微屈肘，在肘横纹上，肱二头肌腱桡侧缘凹陷中。

其他功效

肃降肺气，滋阴润肺。

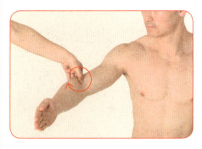

操作方法

◎ 灸法：隔姜灸3～5壮，或者温和灸10～20分钟。

◎ 按摩法：拇指微屈，用指腹揉按，左右手每次各1～3分钟，用力要适度。

可以吃什么

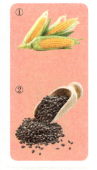

① 玉米
② 黑芝麻

传世小偏方

网球肘治疗方

取透骨草、伸筋草、桂枝、花椒、红花、当归、白芷各10克，干姜15克。将上述药材加温水约3500毫升浸泡2小时，加热煮沸30分钟。用煮好的汤药熏洗患处，每次1小时，每日1次。熏洗时配合局部按摩可提高疗效。

可以吃什么

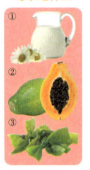

①牛奶
②木瓜
③海带

传世小偏方

骨痹汤

取杭白芍30～60克，生甘草、木瓜各10克，威灵仙15克。以水煎服，每日1剂，日服2次，可补肝益肾、祛邪止痛。

特效穴位

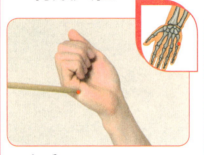

后溪（手太阳小肠经）

标准定位

在手内侧，第5掌指关节尺侧近端赤白肉际凹陷处。

快速取穴

仰掌，握拳，在手掌尺侧，第5掌指关节后远侧掌横纹尽头的赤白肉际处。

其他功效

清心安神，通经活络。

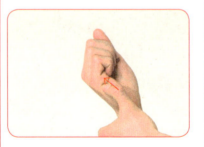

操作方法

◎ 灸法：艾炷灸1～3壮，或者艾条灸5～15分钟。

◎ 按摩法：以拇指指尖或棒状物按压穴位，施力时略偏向小拇指根部的关节处。

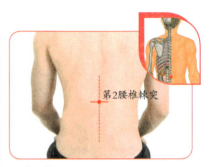

第2腰椎棘突

命门（督脉）

标准定位

在腰部，后正中线上，第2腰椎棘突下缘凹陷中。

快速取穴

坐位，先取第4腰椎棘突（两侧髂嵴最高点的水平连线与后正中线的交点处），再向上数2个棘突（第2腰椎棘突），在其下缘的凹陷中。

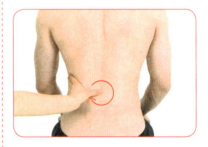

操作方法

◎ 灸法：直接灸或隔姜灸3～7壮，或者温和灸5～10分钟。

◎ 按摩法：以指腹或指节按压，并做圈状按摩，每次按压1～3分钟，力度要适中。

腰眼（经外奇穴）

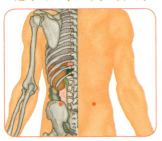

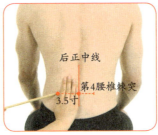

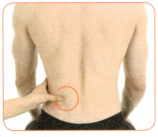

标准定位

在腰部，第4腰椎棘突下缘，后正中线旁开3.5寸凹陷中。

快速取穴

坐位，在两侧髂嵴最高点的水平连线与后正中线的交点处取第4腰椎棘突，横平其下缘，后正中线旁开3.5寸处即腰眼。

操作方法

◎ 灸法：艾炷灸3～7壮。

◎ 按摩法：以指腹或指节按压穴位，并做圈状按摩。

腰阳关（督脉）

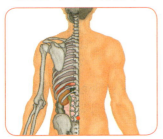

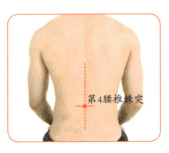

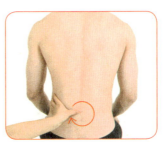

标准定位

在腰部，后正中线上，第4腰椎棘突下缘凹陷中。

快速取穴

坐位，两侧髂嵴最高点的水平连线与后正中线的交点处为第4腰椎棘突，在其下缘的凹陷中。

操作方法

◎ 灸法：直接灸或隔姜灸3～7壮，或者温和灸5～10分钟。

◎ 按摩法：以拇指指腹按压穴位，并做圈状按摩。

其他的按摩方法

● 按摩者用全掌或掌根按揉被按摩者的腰部两侧，自上而下反复操作，两边各2～3分钟。

● 按摩者用拇指指腹或网球点按被按摩者的大杼、肾俞各2分钟，逐渐用力，以被按摩者局部有酸胀感为宜。

● 按摩者用拇指指腹按揉被按摩者的委中、后溪各1～2分钟，直至被按摩者感觉酸胀。

● 用手把网球置于腰眼上，手掌按压网球做圈状按摩，使力量通过网球间接作用于腰眼，反复操作5分钟。

● 将双手拇指置于腰部肾俞，逐渐用力，以局部有胀感为宜，点按2分钟。

可以吃什么

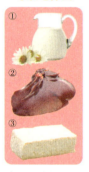

① 牛奶
② 猪肝
③ 豆腐

传世小偏方

龟板蛋壳方
取龟板100克，鸡蛋壳80克，白糖50克。将龟板和鸡蛋壳洗净沥干后炙酥研细末，用白糖和匀，每日2次，每次5克。此方适于骨质疏松症和骨折中后期患者。

特效穴位

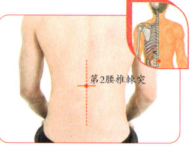

第2腰椎棘突

命门（督脉）

标准定位
在腰部，后正中线上，第2腰椎棘突下缘凹陷中。

快速取穴
坐位，先取第4腰椎棘突（两侧髂嵴最高点的水平连线与后正中线的交点处），再向上数2个棘突（第2腰椎棘突），在其下缘的凹陷中。

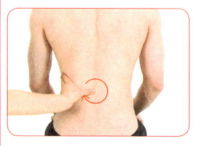

操作方法
◎ 灸法：直接灸或隔姜灸3～7壮，或者温和灸5～10分钟。
◎ 按摩法：以指腹或指节按压，并做圈状按摩，直至被按摩者感觉酸胀。

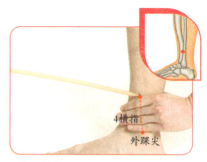

4横指
外踝尖

悬钟（足少阳胆经）

标准定位
在小腿外侧，外踝尖上3寸，腓骨前缘。

快速取穴
正坐位或仰卧位，从外踝尖向上量4横指，在腓骨前缘，按压有酸胀感。

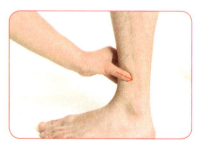

操作方法
◎ 灸法：直接灸3～7壮，或者温和灸5～15分钟。
◎ 按摩法：以指腹或指节按压穴位，或者弯曲手指，以指关节轻轻敲打。施力方向应略偏向腓骨的后方。

特效穴位

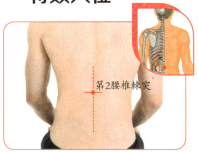

第2腰椎棘突

命门（督脉）

标准定位

在腰部，后正中线上，第2腰椎棘突下缘凹陷中。

快速取穴

坐位，先取第4腰椎棘突（两侧髂嵴最高点的水平连线与后正中线的交点处），再向上数2个棘突（第2腰椎棘突），在其下缘的凹陷中。

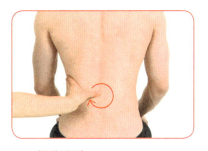

操作方法

◎ 灸法：直接灸或隔姜灸3～7壮，或者温和灸5～10分钟。

◎ 按摩法：以指腹或指节按压，并做圈状按摩。

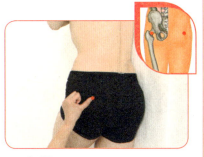

环跳（足少阳胆经）

标准定位

在股外侧，侧卧屈股，在股骨大转子最凸点与骶管裂孔连线的外1/3与中1/3交点处。

快速取穴

侧卧位，伸直下腿，屈上腿，将拇指关节横纹按在股骨大转子头上，拇指指向脊柱，在拇指指尖处，按压有酸胀感。

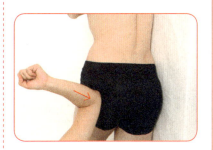

操作方法

◎ 灸法：温针灸3～5壮，或者温和灸5～15分钟。

◎ 按摩法：用指腹或肘关节按压穴位。

可以吃什么

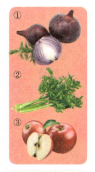

① 洋葱
② 芹菜
③ 苹果

传世小偏方

狗脊独活方

取狗脊、独活各45克，藁本、续断、苏木各30克，防风、白芷、附子、川乌、草乌各20克。先将上述药材共研细末，再将药末装入用薄棉布制成的布兜中，并将其日夜穿戴于腰部。

颈椎病

可以吃什么

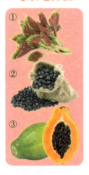

① 苋菜
② 黑豆
③ 木瓜

传世小偏方

白芍木瓜汤

取白芍30克，木瓜13克，鸡血藤15克，葛根10克，甘草10克。将上述材料以水煎，每日1剂，分2次服。可舒筋活血、滋阴止痛，适用于颈椎病。

特效穴位

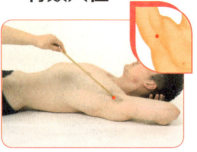

极泉（手少阴心经）

标准定位

在腋区，腋窝中央，腋动脉搏动处。

快速取穴

将手掌按于后枕，屈肘，上臂外展，于腋窝中部有动脉搏动处，按压有酸痛感。

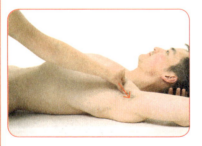

操作方法

◎ 按摩法：可以用拇指指腹按压，也可以将其余四指置于肩头，用拇指按压，用力宜轻。

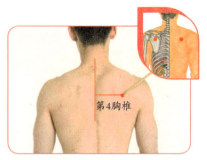

第4胸椎

天宗（手太阳小肠经）

标准定位

在肩胛区，冈下窝中央凹陷处，与第4胸椎齐平。

快速取穴

正坐垂肩，在肩胛部冈下窝中央凹陷与第4胸椎齐平处，按压有酸胀感。

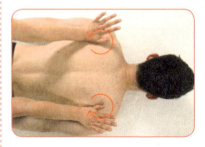

操作方法

◎ 灸法：艾炷灸3～5壮，或者艾条灸5～15分钟。

◎ 按摩法：被按摩者取俯卧位，按摩者将双手放在被按摩者的肩上，用手掌同时按压其左右两侧的天宗，并做圈状按摩。

大椎（督脉）

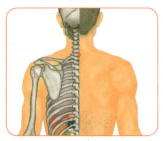

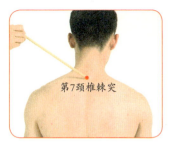

第7颈椎棘突

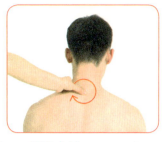

标准定位

在后正中线上，第7颈椎棘突下缘的凹陷中。

快速取穴

坐位，颈背交界处椎骨的最高点即第7颈椎棘突，它的下缘凹陷处即大椎，按压有酸胀感。

操作方法

◎ 灸法：直接灸或隔姜灸3～7壮，或者温和灸5～10分钟。

◎ 按摩法：以指腹或指节按压穴位，并做圈状按摩。

肩井（足少阳胆经）

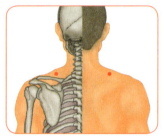

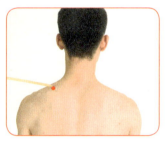

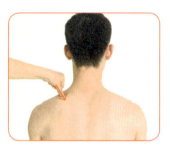

标准定位

在肩上，前下直对乳中，大椎与肩峰端连线的中点上。

快速取穴

坐位，在大椎与肩峰端连线的中点上，向前下直对乳头。

操作方法

◎ 按摩法：以指腹或指节按压穴位，反复4～5次。

其他的按摩方法

● 被按摩者取坐位，全身放松，按摩者先用双手拇指指腹按揉被按摩者的风池，每次2分钟；然后从风池拿捏到肩背部，反复10次；最后用力点按风池，以被按摩者双肩感到酸胀、温热为宜。

● 按摩者先用双手拿捏被按摩者的肩井30次，然后用食指、中指、无名指沿其颈部正中的棘突及其两侧颈部肌肉，从上至下按压、刮擦，反复20次。

● 按摩者先用拇指指腹点按被按摩者的天宗2分钟，再用掌根按揉被按摩者的整个肩胛区2分钟，以被按摩者感到肩胛部酸胀、温热为宜。

● 按摩者一手托住被按摩者的肘部，另一手的拇指、食指指腹拿捏被按摩者腋窝下的极泉15次，以被按摩者的手指感到麻木为宜。

落枕

可以吃什么

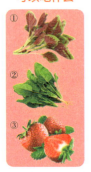

①苋菜
②菠菜
③草莓

传世小偏方

冰粒冷敷方
可用毛巾包裹细小的冰粒敷患处，每次15～20分钟，每日2次，严重者可每小时敷1次。尽量在48小时内冷敷。

特效穴位

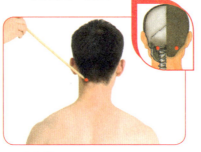

风池（足少阳胆经）

标准定位
在颈后区枕骨之下，胸锁乳突肌上端与斜方肌上端之间的凹陷中。

快速取穴
坐位，在胸锁乳突肌上端与斜方肌上端之间的凹陷中，约与风府齐平，按压有酸胀感。

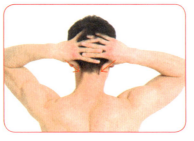

操作方法
◎ 灸法：艾条灸5～10分钟。
◎ 按摩法：自行按摩，将双手的拇指分别抵住两边穴位，其余手指包盖住头部，用力按压4～5次；或者由他人用拇指、食指捏住两侧穴位向头的内部方向按压，上下滑行按摩。

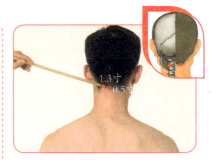

天柱（足太阳膀胱经）

标准定位
在项部，斜方肌外缘之后发际凹陷中，后发际正中旁开1.3寸处。

快速取穴
坐位，在后发际正中直上0.5寸，旁开1.3寸处，按压有酸胀感。

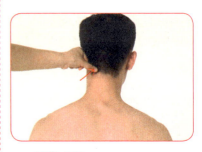

操作方法
◎ 灸法：间接灸3～5壮，或者艾条灸5～10分钟。
◎ 按摩法：用拇指压住穴位，其余四指支撑头部，仅以拇指的力量向上推揉即可。

肩井（足少阳胆经）

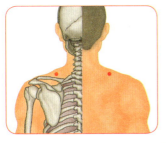 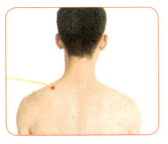 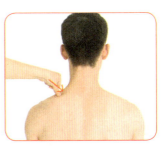

标准定位

在肩上，前下直对乳中，大椎与肩峰端连线的中点上。

快速取穴

坐位，在大椎与肩峰端连线的中点上，向前下直对乳头。

操作方法

◎ 按摩法：以指腹或指节按压穴位，反复4~5次。

天容（手太阳小肠经）

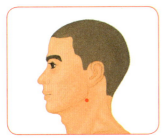 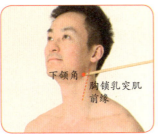 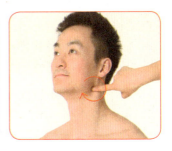

标准定位

在颈外侧，下颌角的后方，胸锁乳突肌的前缘凹陷中。

快速取穴

侧坐位，在颈外侧，平下颌角，胸锁乳突肌的前缘凹陷中，按压有酸痛感。

操作方法

◎ 按摩法：以指腹或指节按压穴位，并做圈状按摩，左右各操作1次。

其他的按摩方法

● 按摩者先用手按压、拿捏被按摩者的肩井30次，然后用食指、中指、无名指从颈部正上方的颈椎处沿颈部两侧的肌肉向前（喉结方向）按压、刮擦20次。

● 如果被按摩者落枕情况比较严重，头颈部无法转动，那么按压天柱能迅速缓解。

● 按摩者用揉、按法放松被按摩者的颈肩部，按摩时可从上到下、从中央到两边，力度逐渐加大。

● 按摩者用力按压被按摩者颈肩部最疼痛的部位，力度应由小到大，以被按摩者能忍受的最大程度为度。

● 按摩者轻提被按摩者的头颈，慢慢地左右转动其头部，逐渐适度加快转动频率，左右缓慢转动15次。

腰痛

可以吃什么

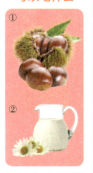

①栗子
②牛奶

传世小偏方

生姜热敷方

取生姜适量。将生姜切片，先蘸取适量香油反复擦洗患处，然后将生姜用炭火烧熟，捣成泥状，敷在患处，并用纱布固定，可缓解腰痛症状。

特效穴位

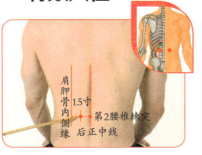

肾俞（足太阳膀胱经）

标准定位

在腰部，第2腰椎棘突下缘，后正中线旁开1.5寸处。

快速取穴

坐位，两侧髂嵴最高点的水平连线与后正中线相交处为第4腰椎棘突，先向上数2个棘突（第2腰椎棘突），引一条垂线，再从肩胛骨内侧缘引一条垂线，两条垂线之间过第2腰椎棘突下缘的水平线段的中点处即肾俞。

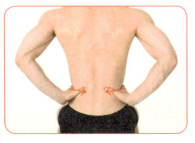

操作方法

◎ 灸法：艾炷灸3～5壮，或者艾条灸5～10分钟。
◎ 按摩法：双手叉腰，以拇指的指尖按压穴位。

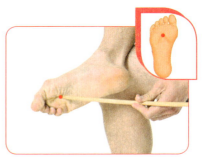

涌泉（足少阴肾经）

标准定位

在足底，屈足卷趾时足心最凹陷中。

快速取穴

坐位，卷足，在足心前面正中凹陷处的前方略可见足底肌肉组成的人字纹，涌泉就位于人字纹的交叉部分。身体不适时按压此穴会有疼痛感。

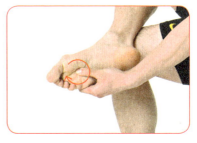

操作方法

◎ 灸法：艾条灸5～10分钟。
◎ 按摩法：用手指抓住脚，以拇指按压穴位并做圈状按摩，反复数次。

腰眼（经外奇穴）

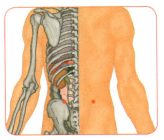

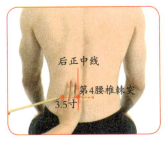

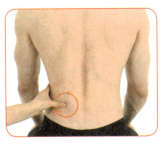

标准定位

在腰部，第4腰椎棘突下缘，后正中线旁开3.5寸凹陷中。

快速取穴

坐位，在两侧髂嵴最高点的水平连线与后正中线的交点处取第4腰椎棘突下缘，横平其下缘，后正中线旁开3.5寸处即腰眼。

操作方法

◎ 灸法：艾炷灸3～7壮。
◎ 按摩法：以指腹或指节按压穴位，并做圈状按摩。

照海（足少阴肾经）

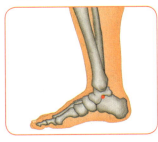

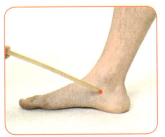

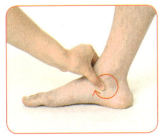

标准定位

在足内侧，内踝尖下缘凹陷处。

快速取穴

坐位或仰卧位，由内踝尖垂直向下推，至其下缘凹陷处取穴，按压有酸胀感。

操作方法

◎ 按摩法：以指腹或指节按压穴位并做圈状按摩，反复4～5次。

其他的按摩方法

● 被按摩者取俯卧位，按摩者用双手拇指指腹点按被按摩者的委中，每次2分钟，以被按摩者感觉酸胀为宜。

● 按摩者用双手小鱼际从上向下沿被按摩者的脊背督脉及脊柱两旁推擦，反复20次，以被按摩者感觉局部酸胀为宜。

● 按摩者用双手拇指指腹按揉被按摩者的养老、合谷、后溪、劳宫、太溪、丰隆、大肠俞，力度要适中，每穴每次3分钟。

● 取坐位，腰挺直，双手掌心相对，摩擦发热，双手五指并拢，掌心向内，分别由上向下缓慢揉搓左右腰部，以发热为度。

可以吃什么

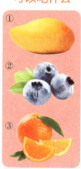

①杧果
②蓝莓
③橙子

特效穴位

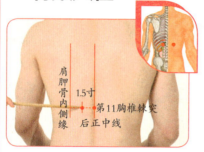

脾俞（足太阳膀胱经）

标准定位

在背部脊柱区，第11胸椎棘突下缘，后正中线旁开1.5寸处。

快速取穴

坐位，两侧肩胛骨下角水平连线与后正中线的交点处为第7胸椎棘突，向下数4个棘突（第11胸椎棘突），引一条垂线，再从肩胛骨内侧缘引一条垂线，两条垂线之间过第11胸椎棘突下缘的水平线段的中点处即脾俞。

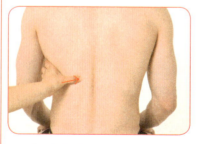

操作方法

◎ 灸法：艾炷灸3～5壮，或者艾条灸5～10分钟。

◎ 按摩法：以拇指指腹或指节按压。

肾俞（足太阳膀胱经）

标准定位

在腰部，第2腰椎棘突下缘，后正中线旁开1.5寸。

快速取穴

坐位，两侧髂嵴最高点的水平连线与后正中线的交点处为第4腰椎棘突，先向上数2个棘突（第2腰椎脊突），引一条垂线，再从肩胛骨内侧缘引一条垂线，两条垂线之间过第2腰椎棘突下缘的水平线段的中点处即肾俞。

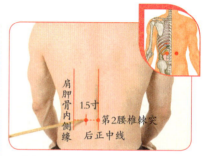

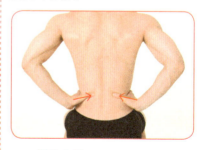

操作方法

◎ 灸法：艾炷灸3～5壮，或者艾条灸5～10分钟。

◎ 按摩法：双手叉腰，以拇指的指尖按压穴位。

后溪（手太阳小肠经）

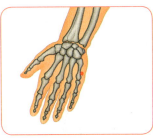

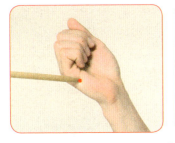

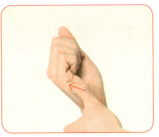

标准定位

在手内侧，第5掌指关节尺侧近端赤白肉际凹陷处。

快速取穴

仰掌，握拳，在手掌尺侧，第5掌指关节后远侧掌横纹尽头的赤白肉际处。

操作方法

◎ 按摩法：以拇指指尖或棒状物按压穴位，施力时略偏向小拇指根部的关节处。

太溪（足少阴肾经）

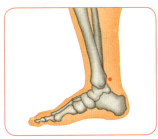

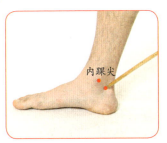

内踝尖

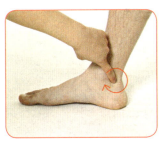

标准定位

在踝区，内踝尖与跟腱之间的凹陷处。

快速取穴

坐位或仰卧位，由内踝尖向后推至与跟腱之间的凹陷处，大致在内踝尖与跟腱之间的中点处，按压有酸胀感。

操作方法

◎ 灸法：艾炷灸3～5壮，或者艾条灸5～10分钟。
◎ 按摩法：以指腹或指节按压穴位，并做圈状按摩。

其他的按摩方法

● 被按摩者取俯卧位，按摩者用拇指指腹用力按压被按摩者的委中，反复10次。

● 按摩者以食指第2指节上下反复用力按压被按摩者的阳谷15次，以被按摩者感到酸胀为宜。按压时应让被按摩者配合活动腰部，以增强治疗效果。

● 被按摩者取俯卧位，按摩者用双手拇指指腹或两拇指叠加分别按压被按摩者的肾俞、脾俞、大肠俞，每穴每次1分钟，力度稍重，以被按摩者感到局部酸胀为宜。

● 按摩者用手指的指腹按压被按摩者腰部扭伤部位，力度应稍重。按压此处能缓解腰部紧张，并能促进血液循环，缓解扭伤部位的疼痛感。

腰肌劳损

可以吃什么

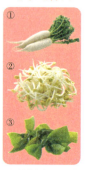

① 白萝卜
② 黄豆芽
③ 海带

传世小偏方

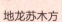

地龙苏木方

取地龙、苏木、桃仁、土鳖虫各9克，麻黄、黄柏各3～5克，玄胡索、制乳香、制没药各10克，当归、续断、乌药各12克，甘草6克。将上述材料以水煎煮，取药汁。每日1剂，分2次服用，饭前服用。

特效穴位

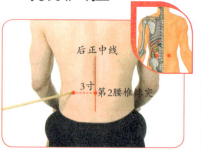

后正中线

3寸　第2腰椎棘突

志室（足太阳膀胱经）

标准定位

在腰部，第2腰椎棘突下缘，后正中线旁开3寸处。

快速取穴

坐位，在腰部，两侧髂嵴最高点的水平连线与后正中线的交点处为第4腰椎棘突，向上数2个棘突，再旁开3寸，横平肾俞。

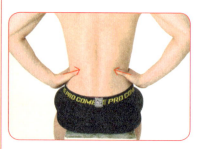

操作方法

◎ 灸法：艾炷灸3～5壮，或者艾条灸5～10分钟。

◎ 按摩法：双手叉腰，以拇指按压穴位。当二人进行时，被按摩者取俯卧位，按摩者先以手掌环住被按摩者的腰部，再以拇指指尖进行按压。

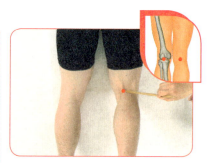

委中（足太阳膀胱经）

标准定位

在膝部，腘横纹中点，股二头肌腱与半腱肌肌腱的中间处。

快速取穴

俯卧位，稍屈膝，在大腿后面即可暴露股二头肌腱和半腱肌肌腱，在二者中间处，按压有动脉搏动。

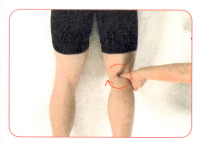

操作方法

◎ 灸法：艾炷灸3～5壮，或者艾条灸5～10分钟。

◎ 按摩法：以指腹或指节适当用力按压穴位，并做圈状按摩。

◎ 特别说明：本穴为合穴。

命门（督脉）

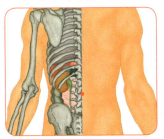

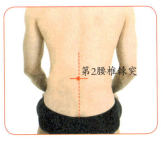

第2腰椎棘突

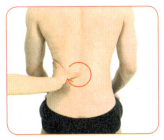

标准定位
在腰部，后正中线上，第2腰椎棘突下缘凹陷中。

快速取穴
坐位，先取第4腰椎棘突（两侧髂嵴最高点的水平连线与后正中线的交点处），再向上数2个棘突（第2腰椎棘突），在其下缘的凹陷中。

操作方法
◎ 灸法：直接灸或隔姜灸3～7壮，或者温和灸5～10分钟。
◎ 按摩法：以指腹或指节按压，并做圈状按摩。

足三里（足阳明胃经）

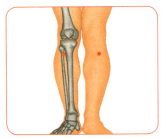

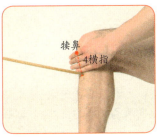

犊鼻
4横指

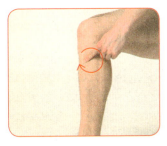

标准定位
在小腿外侧，犊鼻下3寸，犊鼻与解溪的连线上。

快速取穴
坐位，屈膝，取犊鼻，自犊鼻向下量4横指（3寸）处，按压有酸胀感。

操作方法
◎ 按摩法：以指腹或指节按压穴位，并做圈状按摩。

其他的按摩方法

● 被按摩者取俯卧位，按摩者用指节侧擦法作用于其肝俞、脾俞、胃俞、肾俞、志室、大肠俞，两侧交替进行，每侧5遍。

● 按摩者用拇指指腹按揉被按摩者的委中、足三里各2分钟，至被按摩者感觉酸胀。

● 按摩者用全掌或掌根按揉被按摩者的腰部两侧，力量以能带动皮下肌肉为度。

● 按摩者将双手食指交叉按于被按摩者腰部脊柱两侧的肾俞，逐渐加大力度，以被按摩者感觉舒适为度。

● 按摩者将双掌贴于被按摩者的命门，手指方向与脊柱垂直，横向快速摩擦穴位，双掌前后交替进行，以透热为度。

特效穴位

可以吃什么

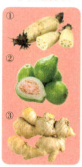

①莲藕
②番石榴
③生姜

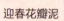

迎春花瓣泥

　　取迎春花花瓣适量。将花瓣捣烂，涂于患处，每日3次，坚持使用1周即可见效。对关节损伤有明显疗效。

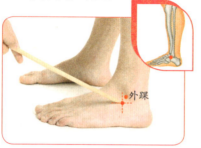

丘墟（足少阳胆经）

标准定位

　　在外踝的前下方，趾长伸肌腱的外侧凹陷处。

快速取穴

　　侧坐，取外踝，先过外踝前缘做一条竖直切线，再过外踝下缘做一条水平切线，在两条切线的交点处，按压有痛感。

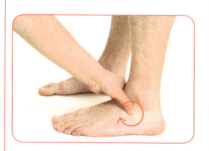

操作方法

◎ 灸法：艾炷灸3～7壮，或者温和灸5～15分钟。

◎ 按摩法：以指腹或指节按压穴位，并做圈状按摩，按压时应略偏向脚踝处用力。

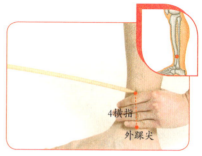

悬钟（足少阳胆经）

标准定位

　　在小腿外侧，外踝尖上3寸，腓骨前缘。

快速取穴

　　正坐位或仰卧位，从外踝尖向上量4横指处，在腓骨前缘，按压有酸胀感。

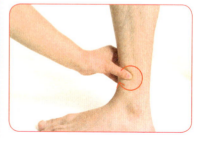

操作方法

◎ 灸法：直接灸3～7壮，或者温和灸5～15分钟。

◎ 按摩法：以指腹或指节按压穴位，并做圈状按摩，或者弯曲手指，以指关节轻轻敲打。施力方向应略偏向腓骨的后方。

解溪（足阳明胃经）

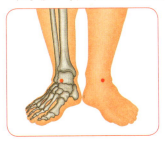 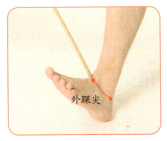 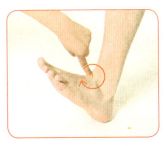

外踝尖

标准定位
在足背与小腿交界处的横纹中央凹陷处，踇长伸肌腱与趾长伸肌腱之间。

快速取穴
正坐，足背屈，与外踝尖齐平，在踇长伸肌腱与趾长伸肌腱之间的凹陷中，按压有酸胀感。

操作方法
◎ 灸法：艾炷灸3～5壮，或者艾条灸10～15分钟。
◎ 按摩法：以指腹或指节按压穴位，并做圈状按摩。

公孙（足太阴脾经）

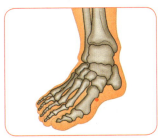 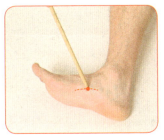 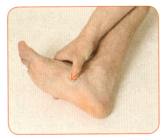

标准定位
在跖区，第1跖骨底的前下缘赤白肉际处。

快速取穴
在大趾与足掌所构成的关节（第1跖趾关节）内侧，用手往后推有一弓形骨（足弓），在弓形骨后端下缘可触及一处凹陷，按压有酸胀感。

操作方法
◎ 灸法：艾炷灸3～5壮，或者艾条灸5～10分钟。
◎ 按摩法：脚背稍微翻转，握住脚背，用拇指指腹按压穴位，并左右移动脚尖以刺激穴位。

其他的按摩方法

● 被按摩者取仰卧位或坐位，按摩者一手托住被按摩者的足部，另一手用推法从远心端向近心端轻推其踝关节肿胀部位，每次2分钟，每分钟60～80次。

● 被按摩者取仰卧位或坐位，按摩者找到被按摩者的踝关节疼痛点，食指、中指、无名指并拢，从痛点周围慢揉，逐渐按到中心，用力由轻及重，每次3分钟。

● 按摩者用拇指指腹按压被按摩者的环跳、昆仑、解溪、丘墟、悬钟、阳陵泉、太溪、公孙、太白，按压时力度要适中，每穴每次2分钟。

可以吃什么

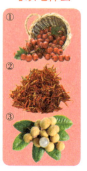

① 山楂
② 红花
③ 桂圆

藏红花方

取藏红花3克，白酒少许。将藏红花用少量水煎，加入白酒，取汁清洗患处，可活血化瘀、散郁开结。适用于各种原因引起的跌打损伤。

特效穴位

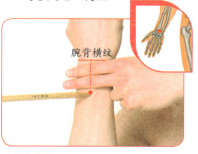

腕背横纹

外关（手少阳三焦经）

标准定位

在前臂后区，阳池与肘尖的连线上，腕背横纹上2寸，尺骨与桡骨之间。

快速取穴

抬上臂，从腕背横纹中点直上量2横指，在前臂尺骨与桡骨间隙中点，与内关相对。

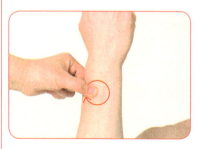

操作方法

◎ 按摩法：以拇指指腹按压穴位，并做圈状按摩。按摩时应左右手交替进行，每次5秒钟，反复进行10次。按摩前可以先用毛巾热敷，以提高按摩效果。

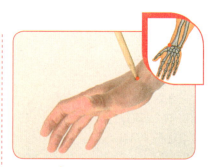

阳溪（手阳明大肠经）

标准定位

在拇短伸肌腱与拇长伸肌腱之间的凹陷处。

快速取穴

在手腕背侧，当拇指伸直上翘时，在拇短伸肌腱和拇长伸肌腱之间有一处凹陷，按压有酸胀感。

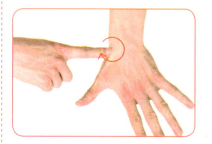

操作方法

◎ 灸法：米粒灸3～5壮，或者艾条灸10～20分钟。
◎ 按摩法：以指腹或指节按压穴位，并做圈状按摩。

劳宫（手厥阴心包经）

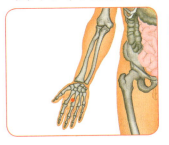
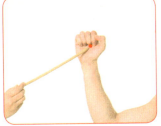
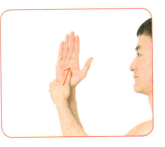

标准定位

在掌区，第2、3掌骨之间，偏于第3掌骨，屈指握拳时中指指尖处。

快速取穴

任意体位，屈指握拳，以中指、无名指指尖切于掌心横纹，于中指指尖处取穴。

操作方法

◎ 灸法：艾炷灸3～5壮，或者艾条灸5～10分钟。
◎ 按摩法：以拇指指腹按摩。

阳谷（手太阳小肠经）

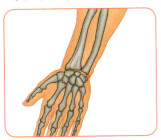
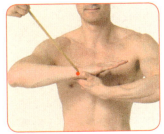
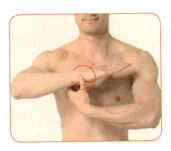

标准定位

在腕后区，手腕尺侧，尺骨茎突与三角骨之间的凹陷处。

快速取穴

屈肘，掌心向下，由腕骨穴向腕部推，在相隔一骨（三角骨）的凹陷处。

操作方法

◎ 灸法：艾炷灸3～5壮，或者艾条灸5～15分钟。
◎ 按摩法：以指腹或指节按压穴位，并做圈状按摩。

其他的按摩方法

● 按摩者的拇指与其余四指相对用力，捏揉被按摩者的前臂，反复3～5次。
● 按摩者的两手分别握住被按摩者患侧手的大鱼际、小鱼际，拇指自其阳池向两侧分推，反复5～8次。
● 按摩者用拇指指腹按揉被按摩者的腕背部，重点按揉被按摩者的阳谷、阳池、阳溪，力度要适中，以被按摩者局部有酸胀感为宜，反复5～8次。
● 按摩者用左手握住被按摩者的手部，将拇指放于其掌心，其余四指置于其手背，用右手拇指按揉其劳宫1～2分钟。
● 取坐位，将患侧前臂平放于桌上，用健侧手掌上下推擦腕关节至肘关节，反复3次。

五官疾病
牙痛

可以吃什么

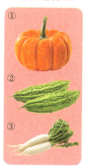

① 南瓜
② 苦瓜
③ 白萝卜

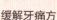

传世小偏方

缓解牙痛方

◎ 把味精按1：50的比例用温开水融化，口含味精溶液一会儿后吐掉。连续几次，坚持2天，可缓解牙痛。

◎ 取白胡椒10克，研为细末，加酒精调成糊状，分4次放入龋齿处，可缓解龋齿引起的牙痛。

特效穴位

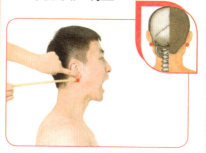

翳风（手少阳三焦经）

标准定位

在颈部，耳垂后方，乳突下端前方凹陷处。

快速取穴

侧坐位或侧卧位，张口取穴，将耳垂向后按，在正对耳垂的边缘的凹陷处，按压有酸胀感。

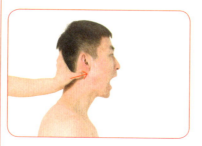

操作方法

◎ 灸法：艾炷灸3～5壮，或者艾条灸10～20分钟。

◎ 按摩法：用拇指对耳垂后凹陷处进行指压。按摩者自己指压时，可先用手掌抵住面颊，再以拇指进行指压，如此反复数次即可。

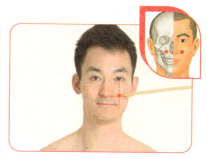

巨髎（足阳明胃经）

标准定位

在面部，横平鼻翼下缘，目正视，瞳孔直下，鼻唇沟外侧。

快速取穴

正坐位或仰卧位，直视前方或上方，沿瞳孔直下轻推，至与鼻翼下缘水平线的相交处，按压有酸胀感。

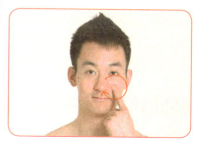

操作方法

◎ 灸法：温针灸3～5壮，或者艾条灸5～10分钟。

◎ 按摩法：以指腹或指节按压穴位，并做圈状按摩，按压时朝颧骨方向施力。

下关（足阳明胃经）

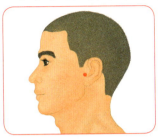

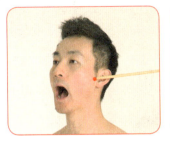

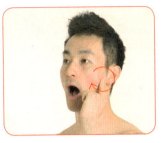

标准定位

在面部，耳前方，颧骨下缘中央与下颌切迹之间的凹陷中。

快速取穴

侧坐，在颧弓下缘，下颌骨髁状突的前方，切迹之间的凹陷中，合口有孔，张口即闭。

操作方法

◎ 灸法：温针灸3～5壮，或者艾条灸10～15分钟。
◎ 按摩法：以指腹或指节按压穴位，并做圈状按摩。

颊车（足阳明胃经）

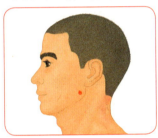

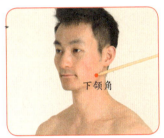

下颌角

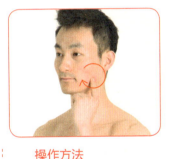

标准定位

在面部，下颌角前上方1横指，闭口咬紧牙时咬肌隆起，放松时按之有凹陷处。

快速取穴

侧坐，在下颌角前上方1横指处，闭口咬紧牙时咬肌隆起，放松时按之有酸胀感。

操作方法

◎ 灸法：温针灸3～5壮，或者艾条灸10～15分钟。
◎ 按摩法：以指腹或指节按压穴位，并做圈状按摩。

其他的按摩方法

● 被按摩者取坐位，按摩者用中指指腹点压被按摩者的下关，每次1～2分钟，直至被按摩者感到酸胀。

● 用中指指腹分别按压被按摩者的颊车、巨髎，每次2分钟，以被按摩者感到酸胀为宜。

● 按摩者用拇指指腹按压被按摩者的太阳、内关、孔最、合谷、阳溪、天柱、翳风，每穴每次3分钟，按压时力度要适中，以被按摩者感到酸胀为宜。

● 用拇指指尖或牛角按摩器点压非牙痛侧的合谷，用力由轻及重，每次1分钟。

● 用拇指指腹按压非牙痛侧的阳溪，按压时力度要适中，每次1分钟。

口腔溃疡

可以吃什么

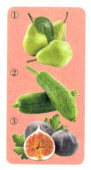

① 梨
② 丝瓜
③ 无花果

传世小偏方

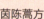

茵陈蒿方

取茵陈蒿30克，用250毫升开水泡。轻者每日漱口数次，重者代茶饮，每日3～4次。适用于复发性口腔溃疡。

特效穴位

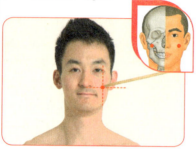

颧髎（手太阳小肠经）

标准定位

在面部，颧骨下缘，目外眦直下的凹陷处。

快速取穴

侧坐位，在颧骨下缘切线与目外眦垂线的交点处，约与迎香同高，按压有明显的酸胀感。

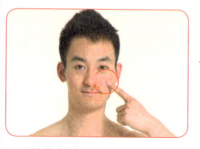

操作方法

◎ 灸法：艾炷灸1～3壮，或者艾条灸5～15分钟。

◎ 按摩法：以手指的指腹或指节按压穴位，并做圈状按摩。按压时朝颧骨方向用力。

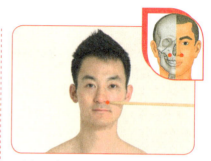

迎香（手阳明大肠经）

标准定位

在面部，鼻翼外缘中点旁，鼻唇沟中。

快速取穴

正坐位，用手指从鼻翼沿鼻唇沟向上推，至鼻唇沟中点处可触及一处凹陷，按之有酸胀感。

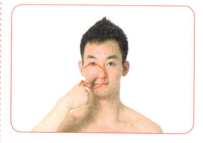

操作方法

◎ 按摩法：用指腹按压穴位，并做圈状按摩，施力方向略朝中央，每次按揉1～2分钟，两侧交替进行。

◎ 特别说明：本穴不灸。

地仓（足阳明胃经）

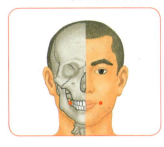

标准定位

在面部口角外侧，上直对瞳孔。

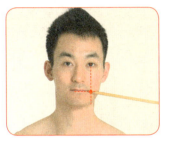

快速取穴

正坐位，直视前方，沿过瞳孔的垂线向下轻推，至与口角水平线的交点处，按压有酸胀感。

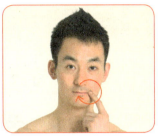

操作方法

◎ 灸法：艾条温和灸5～10分钟。

◎ 按摩法：以指腹或指节按压穴位，并做圈状按摩。

承浆（任脉）

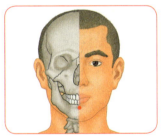

标准定位

在面部，颏唇沟的正中凹陷处。

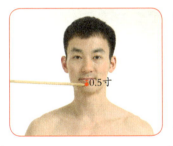

快速取穴

正坐位或仰卧位，在面部口唇下0.5寸处，按压有酸胀感。

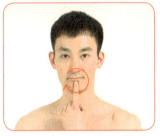

操作方法

◎ 按摩法：以指腹按压穴位，并做圈状按摩。

其他的按摩方法

● 被按摩者取坐位，按摩者用双手拇指指腹按压被按摩者的下关，力度要适中，每次1～2分钟。

● 按摩者用双手拇指指腹先自被按摩者的水沟分抹至地仓，然后从承浆分抹至地仓，做圈状运动，力度要适中，反复操作10～20圈。

● 按摩者用拇指指腹按揉被按摩者的合谷、神门、劳宫，用力要稍重，每穴每次1分钟（劳宫穴可重点按揉），以被按摩者感觉酸胀为宜。

● 将双手的食指、中指并拢，按揉颊车、迎香、颧髎，每穴每次1～2分钟。

● 用双手的食指、中指分别点按水沟、两侧地仓、承浆1～2分钟，轻重交替进行。

可以吃什么

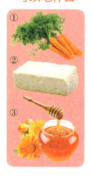

① 胡萝卜
② 豆腐
③ 蜂蜜

传世小偏方

丝瓜蜂蜜饮

取生丝瓜2条，将丝瓜洗净，切碎捣汁。每次取丝瓜汁30毫升，加蜂蜜10毫升，服之。每日服用3次，可改善咽喉不适的症状。

特效穴位

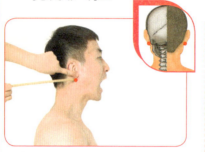

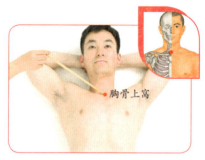

胸骨上窝

翳风（手少阳三焦经）

标准定位

在颈部，耳垂后方，乳突下端前方凹陷处。

快速取穴

侧坐位或侧卧位，张口取穴，将耳垂向后按，在正对耳垂的边缘的凹陷处，按压有酸胀感。

天突（任脉）

标准定位

在颈部，前正中线上，胸骨上窝中央。

快速取穴

仰卧位，在前正中线上，两锁骨中间，胸骨上窝中央。

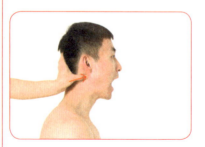

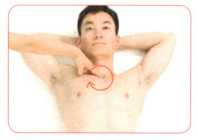

操作方法

◎ 灸法：艾炷灸3～5壮，或者艾条灸10～20分钟。

◎ 按摩法：用拇指对耳垂后凹陷处进行指压。按摩者自己指压时，可先用手掌抵住面颊，再以拇指进行指压，如此反复数次即可。

操作方法

◎ 灸法：艾炷灸3～7壮，或者艾条灸5～15分钟。

◎ 按摩法：以手指的指腹或指节按压穴位，并做圈状按摩。此穴靠近喉咙，按压时要避免因用力过度而造成呼吸困难。

廉泉（任脉）

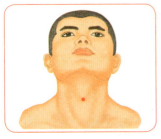

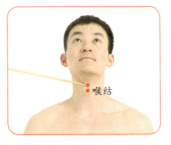

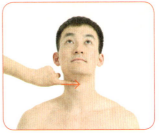

标准定位

在颈部，前正中线上，喉结上方，舌骨上缘凹陷中。

快速取穴

正坐，仰靠，在颈部，前正中线上，喉结上方，舌骨上缘凹陷中。

操作方法

◎ 按摩法：以食指或中指指腹加以按压。按摩时应视情况而斟酌用力。

缺盆（足阳明胃经）

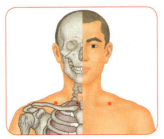

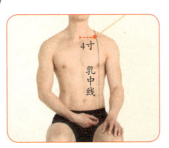

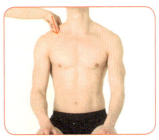

标准定位

在锁骨上窝中央，前正中线旁开4寸处。

快速取穴

正坐位，在乳中线上，锁骨上窝中点处，按压有酸痛感。

操作方法

◎ 灸法：艾炷灸3～5壮，或者艾条灸5～10分钟。
◎ 按摩法：以手指的指腹或指节按压穴位。

其他的按摩方法

● 被按摩者取坐位，按摩者用拇指指端点按其天突，反复操作1～3分钟。
● 按摩者将食指、中指并拢，自被按摩者的翳风向内下方沿胸锁乳突肌推摩至缺盆，着重弹拨天鼎、扶突各1分钟，反复3～5次。
● 按摩者用手掌反复搓摩被按摩者的大椎，力度要稍重，以被按摩者局部温热渗透入里为度，每次2分钟。
● 用一手的拇指或用按摩棒点按对侧的鱼际、少商、劳宫，每穴每次2分钟。
● 将中指和食指弯曲，蘸少许温水以润滑，夹揪廉泉处的皮肤（先把皮肤和肌肉夹起，然后用力向外滑动再松开），一夹一放，反复操作6～7次，以局部出现紫红色斑为宜。
● 将食指、中指、无名指并拢，从对侧的翳风推摩至缺盆，两侧交替进行。

慢性鼻炎

特效穴位

可以吃什么

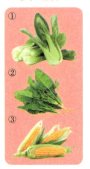

①上海青
②菠菜
③玉米

传世小偏方

萝卜大蒜方

取新鲜的白萝卜、大蒜各适量。将白萝卜、大蒜一起捣烂、取汁，滴1毫升入鼻孔内，早、晚各1次。7日为1个疗程，连用2个疗程。适用于慢性鼻炎。

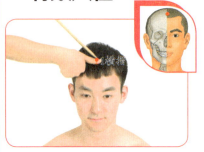

上星（督脉）

标准定位

在头顶部，前发际线正中直上1寸处。

快速取穴

正坐位或仰卧位，从前发际正中直上量1横指，按压有酸胀感。

其他功效

安神明目，通窍散风。

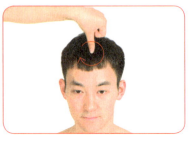

操作方法

◎ 灸法：温和灸5～10分钟。

◎ 按摩法：以指腹或指节按压穴位，并做圈状按摩。最好由他人按摩，以更有效地刺激穴位。

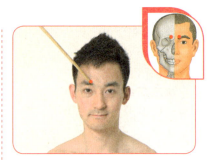

攒竹（足太阳膀胱经）

标准定位

在面部，左右眉毛的内侧，即眉头的凹陷处。

快速取穴

正坐位，目视前方，在眉毛内侧端有一处隆起，按压有酸胀感，即眉头。用手指在眉头处上下移动时会感觉到有一条细筋，攒竹即在此。

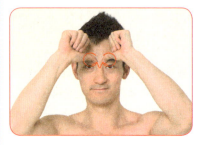

操作方法

◎ 按摩法：用两手的拇指指腹揉按两侧的攒竹穴各30～50次。

◎ 特别说明：本穴禁灸。

头维（足阳明胃经）

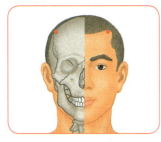

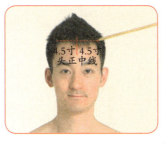

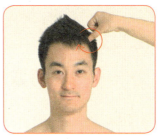

标准定位

在头侧部，额角发际直上0.5寸，头正中线旁开4.5寸处。

快速取穴

正坐，在头侧部，额角发际直上0.5寸，头正中线旁开4.5寸处。

操作方法

◎ 按摩法：以手指的指腹或指节按压穴位，并做圈状按摩，施力要适中。

◎ 特别说明：本穴禁灸。

迎香（手阳明大肠经）

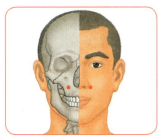

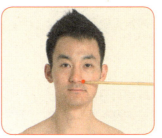

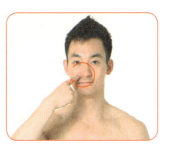

标准定位

在面部，鼻翼外缘中点旁，鼻唇沟中。

快速取穴

正坐位，用手指从鼻翼沿鼻唇沟向上推，至鼻唇沟中点处可触及一处凹陷，按之有酸胀感。

操作方法

◎ 按摩法：用指腹按压穴位，并做圈状按摩，施力方向略朝中央。

◎ 特别说明：本穴不灸。

其他的按摩方法

● 按摩者用双手的食指斜向勾点被按摩者的睛明1分钟，以被按摩者局部有酸胀感为宜。

● 按摩者用食指、中指由被按摩者的攒竹沿鼻翼两侧推至迎香，并点按1分钟，至被按摩者感觉温热，反复操作5次。

● 按摩者用食指指端点按被按摩者的睛明，轻重交替进行，反复操作5分钟，至被按摩者局部有酸胀感。

● 按摩者用拇指按压被按摩者的头维、列缺、曲池、合谷，每穴每次1分钟，用力要均匀。

● 被按摩者俯卧，按摩者用拇指按揉被按摩者的风池、肺俞、风门，每穴每次2分钟。

● 以拇指自印堂向上推抹至上星，其余四指并拢握拳以助力，双手交替进行，反复操作5～10次。

耳鸣

可以吃什么

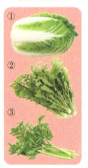

①大白菜
②荠菜
③芹菜

传世小偏方

生乌头方

取生乌头1个，将其趁湿削成枣核大，并塞入耳内。每日更换数次，3～5日为1个疗程。适用于一般性耳鸣。

特效穴位

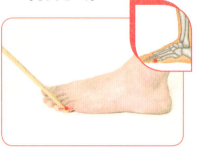

至阴（足太阳膀胱经）

标准定位

在小趾末节外侧，趾甲根角侧后方0.1寸处。

快速取穴

侧坐，由小趾的趾甲外侧缘与基底部各作一条线，两条线的交点处即本穴，按压有酸痛感。

其他功效

活血理气，正胎催产。

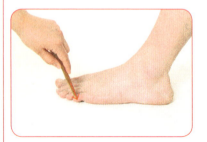

操作方法

◎ 灸法：艾炷灸5～9壮，或者艾条灸5～10分钟。

◎ 按摩法：可以用指腹或棒状物按压穴位，也可以用拇指捏住整个趾尖来揉捻。

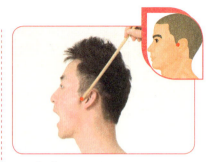

听宫（手太阳小肠经）

标准定位

在面部，耳屏正中与下颌骨髁状突之间的凹陷中。

快速取穴

侧坐位，微张口，在面部耳屏前，下颌骨髁状突的后方，张口时的凹陷处，按之有酸胀感。

其他功效

聪耳开窍，宁神定志。

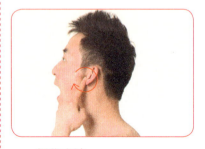

操作方法

◎ 灸法：艾炷灸3～5壮，或者艾条灸5～15分钟。

◎ 按摩法：以指腹或指节按压穴位，并做圈状按摩。

头窍阴（足少阳胆经）

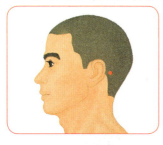 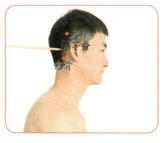 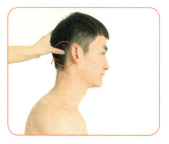

标准定位

在头部，耳后乳突的后上方，从天冲至完骨的弧形连线（其弧度与耳郭弧度相应）的中1/3与下1/3交点处。

快速取穴

侧坐位或侧卧位，先取天冲、完骨，于两穴间与耳郭平行之弧形连线的中、下1/3交点处，按压有酸胀感。

操作方法

◎ 灸法：艾条灸5～10分钟。
◎ 按摩法：被按摩者上半身保持挺直的姿势，按摩者以指腹或指节按压穴位，并进行圈状按摩。

劳宫（手厥阴心包经）

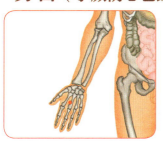 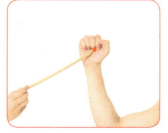 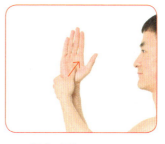

标准定位

在掌区，第2、3掌骨之间，偏于第3掌骨，屈指握拳时中指指尖处。

快速取穴

任意体位，屈指握拳，以中指、无名指指尖切于掌心横纹，于中指指尖处取穴。

操作方法

◎ 按摩法：以拇指指腹按摩。

其他的按摩方法

● 按摩者以双手推被按摩者的听宫20次。

● 按摩者与被按摩者相对而坐，按摩者将一手中指和拇指指腹分别放在被按摩者对侧的内关、外关上，两指对合，拇指用力按压1分钟，双手交替进行。

● 用拇指和食指依次揉搓无名指、小拇指3～5分钟。揉搓时用力宜轻柔，动作宜和缓、有规律。经常按摩可以使听觉更加灵敏，有助于失聪的耳朵恢复听力。

● 至阴穴是用于缓解耳鸣的特效穴位。治疗耳鸣可以用拇指端点按，也可以用艾灸的方法，每次灸3～5分钟，每日3次。如果同时配合揉按足临泣和足窍阴则效果更加显著。

可以吃什么

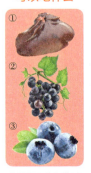

①猪肝
②葡萄
③蓝莓

传世小偏方

猪肝大米粥

取新鲜猪肝100克，大米适量。将猪肝洗净切碎，与大米同煮至烂熟，加调味品食用。

特效穴位

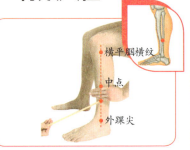

光明（足少阳胆经）

标准定位

在小腿外侧，外踝尖上5寸，腓骨前缘。

快速取穴

正坐位或仰卧位，先取膝中（横平腘横纹）与外踝尖连线的中点，再向下量4横指，在腓骨前缘，按压有酸胀感。

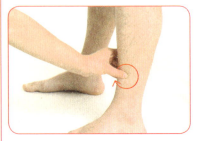

操作方法

◎ 灸法：直接灸3～7壮，或者温和灸5～15分钟。

◎ 按摩法：以手指的指腹或指节按压穴位，并做圈状按摩。

玉枕（足太阳膀胱经）

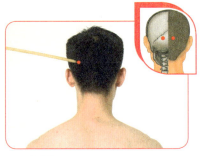

标准定位

在头部，后发际正中直上2.5寸，旁开1.3寸，横平枕外隆凸上缘的凹陷处。

快速取穴

坐位，沿后发际正中线向上轻推可触及枕骨，由此旁开1.3寸，在骨性隆起的外上缘可触及一处凹陷，按压有酸胀感。

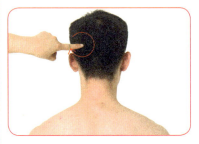

操作方法

◎ 灸法：艾条灸5～10分钟。

◎ 按摩法：以指腹或指节按压穴位，并做圈状按摩。